# 小儿营养与用药知识问答

**主　编**

郭桂荣

**副主编**

胡晓红　范玉娟

**编著者**

王　磊　孙　婧　李乔俊

李岩梅　李艳华　谷沫丽

段亚欣

金盾出版社

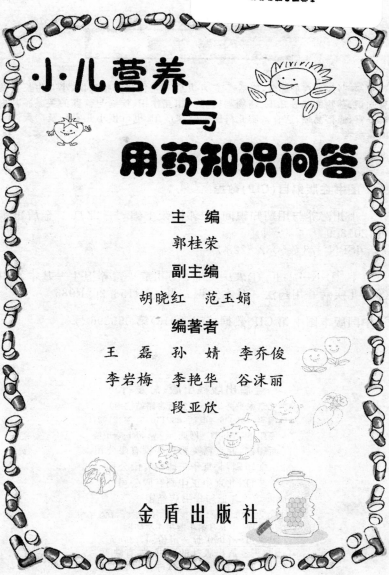

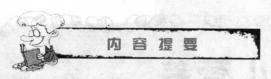

内容提要

　　本书共分六个部分,包括概述、小儿营养与消化基础知识、小儿生长与发育知识、药物的基础知识、药物与营养的相互作用、疾病与营养的关系。其内容丰富,通俗易懂,适合基层儿科医师临床应用,也可供小儿家长及广大读者阅读参考。

**图书在版编目(CIP)数据**

　　小儿营养与用药知识问答/郭桂荣主编.— 北京 :金盾出版社,2013.9
　　ISBN 978-7-5082-8228-2

　　Ⅰ.①小…　Ⅱ.①郭…　Ⅲ.①儿童—营养卫生—基本知识②小儿疾病—用药法—基本知识　Ⅳ.①R153.2②R985

　　中国版本图书馆 CIP 数据核字(2013)第 053396 号

**金盾出版社出版、总发行**
北京太平路 5 号(地铁万寿路站往南)
邮政编码:100036　电话:68214039　83219215
传真:68276683　网址:www.jdcbs.cn
封面印刷:北京精美彩色印刷有限公司
正文印刷:北京华正印刷有限公司
装订:北京华正印刷有限公司
各地新华书店经销
开本:850×1168 1/32　印张:6.75　字数:160 千字
2013 年 9 月第 1 版第 1 次印刷
印数:1~7000 册　定价:17.00 元

# 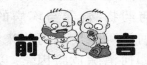 前　言

　　以往大家只是简单认为儿科医生诊断疾病后开药方,家长拿药完事。但随着小儿看护人文化层次的不断提高,营养物质的极大丰富,新药的不断推出,当他们看到药方时,会有更多的问题向医生咨询。比如药物该何时服用,饭前还是饭后,药物能否和奶或饮料一起给孩子服用,几种药物能否一起服用等。小儿在患病期间或病后出现的营养问题就更多了。这些问题看似简单,其实涉及一些深层次的、广泛的、带有研究性质的问题,即药物和营养物质相互作用的问题,以及对于治疗疾病是有利还是有害的问题。这就要求医生既要有临床实践经验,又要有实验室资料,才能全面、科学地给患儿的家人一个满意的解释。鉴于以上情况,作为一名有着 50 年儿科工作经验的医生,我希望根据自己多年的临床经验和掌握的儿科理论写成的这本书,能够在小儿营养与疾病用药方面给基层儿科医师及广大年轻父母提供一些有益的参考。

　　本书共分六个部分,包括概述、小儿营养与消化基础知识、小儿生长与发育知识、药物的基础知识、药物与营养的相互作用、疾病与营养的关系。读者可根据自己的

需要查询相关的内容和问题,简捷方便。前四部分是有关营养学、小儿生长发育及药物学的一些医学科普常识;后两部分是营养与药物、营养与疾病的相互关系。读者从中可以知道如何正确地使用药物来治疗疾病,孩子在亚健康状态时该如何消除危险因素,以及在门诊能够干预的小儿疾病和非临床护理的知识。

营养—疾病—药物的相互关系,是一门跨学科的复杂问题,需要深入研究。但此项研究起步较晚,所以目前研究资料并不完整,尤其是有关儿科的相关信息更加缺乏。因此,书中难免有不足之处,甚至有错误之处,敬请指正。

作　者

# 一、概　　述

# 二、小儿营养与消化基础知识

# 三、小儿生长与发育知识

# 四、药物的基础知识

# 五、药物与营养的相互作用

# 目 录

# 六、疾病与营养的关系

# 目　录

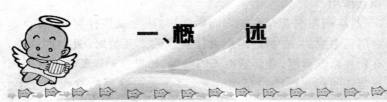

一、概　述

## *1.* 小儿营养与用药和疾病相互有什么关系

　　孩子突然发热,医生有可能开出口服头孢类药物和牛奶一起服用可以吗? 牛奶会不会影响药效呢? 本书的内容就是讨论营养、药物与疾病的关系。

　　小儿由于各个器官发育不完善,极易生病,使用药物治疗不可或缺;近年来,随着儿科疾病谱的改变,大量的成人用药在儿科也越来越多地被使用,如治疗肿瘤、血液病、肾脏病、心脏病、自身免疫性疾病等方面的药物。小儿又意味着不停地生长发育,营养需求比成年人更重要。在小儿生病时,除了药物治疗外,小儿营养也包涵在治疗领域的很多方面。

　　(1)药物能够影响营养,营养物质也能够影响药物作用。比如:小儿口服药物同时进食,由于药物和食物经过胃肠道时都要进行吸收、代谢、排泄,所以药物与一种或多种营养物质之间就会产生某种物理、化学的变化。近年来,随着合成药物的增多,以及医药工业的发展,新药层出不穷。药物不光用于治疗,也用于预防和保健。因此,药物对营养产生不良影响的问题就显得尤为重要。人们对于药物影响营养状态的改变也越来越重视,有些药物通过改变体重,改变味觉,改变营养物质的代谢,降低营养成分的摄取,导致营养状态的改变,尽管这样的相互作用已经被人们所认识,但是对于营养的亚临床状态还不清楚。但需要明确的是药物与营养素相互作用,时时存在。只要服药同时进食,就会发生营养与药物的相互作用。

(2)疾病影响营养是不言而喻的,如小儿缺铁性贫血,有些是因病用药造成的,有些是因病直接造成的。开始时,只是铁缺乏,没有到贫血的程度,常常不被人们察觉,如果开始就能够从疾病用药与营养的相互作用中预测后果,那么就能够预防贫血的发生。再如:小儿服用抗癫痫药可以影响营养素叶酸的吸收,如不补充叶酸就会使患儿发生巨幼红细胞性贫血。

## 2. 营养—药物—疾病三者关系的历史研究状况如何

我国医药历史悠久,营养—药物—疾病三者之间的关系早有论述,元朝的《饮膳正要》一书,是我国乃至世界的第一本关于营养治疗疾病的书籍。明朝李时珍的《本草纲目》中详细说明药物、食物对疾病何种可食,何种不可食。1977年第一篇论述食品对于药物吸收产生影响的文章公开发表（J. Pharmacokinet Biopharmacol）;1982年美国的"Drug-Nutrinteract"（药物—营养物质相互作用;营养药理学研究）杂志创刊。目前,许多这类文献已通过食品、科学、医学、营养、药理学及药学等各种学科的临床与基础杂志得到发表。但仍有许多营养—药物—疾病之间的关系问题还没有得到研究,对于那些有临床意义的,不仅要依靠临床医生、保健医生记录存档,从实际应用的观点看,也要依靠患者、家人来观察。

## 3. 营养与药物相互关系是怎样的

(1)食物的特殊成分:食物本身对药物代谢和药物作用是有影响的。临床上,尤其对那些治疗窗或治疗指数较小的药物食物对药效与药物血浆浓度的影响更为重要。这些食物可引起药物代谢动力学的改变,同时食物能使血浆药物浓度发生大的改变,足以使药物无效或发生毒性反应。相反,对治疗窗较宽的药物,代谢过程的改变不大,食物的特殊成分可能会影响其疗效和安全性。

(2)进食时间给药:小儿因为服药困难,家长常常把药放在奶或果汁里给小儿服用。有时为了最大限度地减少药物对胃肠道刺激,饮食与服药常常是同时进行的。①药物和食物同服或时间接近,可能会导致药物总吸收率和吸收程度显著增加或减少,会使有些药效降低或产生不良反应。②当药物吸收率和吸收程度的改变导致不良反应降低或药效增加时,药物与食物同服是合情合理的,一般也是被推荐的。通常情况下,食物与药物相互作用导致的药物吸收率和吸收程度的改变,不太可能有临床意义。但对于某些药物,与空腹用水服药相比,进餐服药可改变吸收,也可能会改变疗效。

(3)进餐对药代动力学的影响:其表现在进餐导致的胃排空时间延长,从而使药物达到治疗浓度的时间延迟,而对全身生物利用度和吸收程度无变化。这种相互作用对于许多药物并无影响。药物也可能和食物成分发生物理变化或化学的结合(如地高辛和高纤维食物同服时,生物利用度会受到影响)。食物的有些组成成分和药物一样,能诱导或抑制一些重要的酶类,致使药代动力学的改变。

## 4. 药物对营养有何影响

(1)药物对患者的影响可因各种因素而改变,如年龄、性别、疾病、营养状况、用药及摄入其他物质等。药物在体内吸收、分布、代谢、发挥药理效应、排泄,都靠体内各种酶的参与,故许多药物在人体内可影响营养素的吸收、代谢、排泄等,从而导致某些营养素缺乏。许多广泛使用的药物,如抗惊厥药、抗疟药、抗结核药及类固醇类避孕药均会增加维生素的需要量,如不采取从饮食或口服及肠外补充维生素,即可导致某些维生素缺乏病。如用于小儿多动症治疗的右旋苯异丙胺,会影响小儿生长发育;利尿药及抗酸药则容易造成矿物质缺乏;孕妇服药可引起胎儿营养不良,甚至造成畸形等。

(2)药物对营养素吸收的影响:有些药物因伴有厌食等胃肠反应而引起营养素摄入不足,如患者饮食已不足或者患有影响营养素吸收和利用的疾病,则更应注意。在一段时间内服用某种或几种药物,发生与原来疾病无关及与药物直接不良反应也无关的症状,应考虑可能是药物引起的营养不足。

## 5. 儿科疾病与营养物质相互关系是怎样的

儿科疾病是指自胎儿到青春期这个阶段的疾病,与其营养物质的相互关系极为密切。孩子无论生了什么病,都会多多少少影响到消化功能,不吃东西,发生消化吸收的障碍。疾病发生在消化道的任何部位都可能影响消化因子的活性,如一些乳糖酶缺乏症在全世界都很常见。一些炎症性肠病也会妨碍孩子营养物质的吸收。细菌生长过度及一些常见的获得性疾病,也会使营养物质的摄取受到影响。外科手术或外科疾病,如短肠综合征、回肠造口术、结肠造口术等,都会导致营养物质吸收的变化。值得注意的是,肾脏、肝脏、胆囊等其他器官的疾病也会对营养物质的消化和吸收产生影响。营养物质的消化和吸收是十分复杂又高度协调的过程,只有中枢神经系统与外周神经系统,以及胃肠道之间协调才能保证正常代谢的进行和营养物质的吸收。

小儿时期的特点是全身组织和器官逐步成长,体格心理和精神行为均在不断的发育过程中,是动态的过程,不同年龄阶段对营养物质的要求不同。小儿抵抗力弱,容易患多种疾病,如小儿气道发育不完善,是造成呼吸道疾病多发的主要原因。婴幼儿消化能力弱容易呕吐、腹泻,极易脱水和电解质紊乱,受到饮食种类的限制,容易患各种营养素缺乏疾病。如果了解了这些疾病及其用药,即可积极预防,消除或减少对于小儿健康成长的不良影响。

## 6. 营养对儿科疾病的影响是什么

孩子的成长发育全靠合理的营养,必须有更多的营养供给,来满足孩子成长的营养需求。营养决定健康,健康取决于合理的饮食,人类和食物相伴终身,但又因为错误或不当饮食造成对机体的损伤,即营养的失衡会诱发多种疾病。目前成年人健康的四大杀手:肥胖、高血压、糖尿病、高脂血症,很大程度上就是饮食不当铸成的恶果,而这些疾病的预防要从儿童抓起。小儿在生长发育旺盛的阶段,因为营养素的缺乏形成的疾病也不少,如我国儿童缺铁、缺锌、缺维生素较为严重,同时也存在过度营养或营养不均衡所导致的肥胖等现象。另外,2型糖尿病、高血压也正在威胁着我国的青少年。

## 7. 药物与药物之间的作用是什么

当一种药物或别的物质,影响了吸收其他药物的药代或药效动力学过程时,就会出现药物的相互作用。关于药代动力学方面的药物相互作用,其机制是药物吸收、分布、生物转化或排泄过程改变的结果,最常见的形式是涉及生物转化的相互作用,尤其源于细胞色素 P450(CYP)酶的诱导或者抑制。现在还认识到药物转运蛋白,如 P-糖蛋白,在药物的处置中扮演着关键角色,在有些情况下,药物相互作用的结果对于临床治疗并无显著影响,而在某些病案中它可能导致临床对疾病治疗的失败,或产生严重不良反应,经常有药物因不良反应严重而被迫从市场收回。当然某些情况下,也可以通过降低药物的用量而使药物相互作用发挥有益的治病效果。

近年来,不论在临床治疗还是药物研发方面,人们越来越重视联合用药和复方制剂的作用。联合用药和复方制剂研发似乎已经成为一种趋势。国际上越来越多的研究者开始重视多分组、多靶点、多效用,甚至"网络药"的研发。

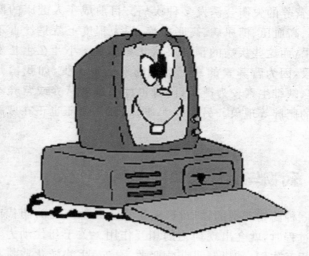

# 二、小儿营养与消化基础知识

## 1. 何谓小儿营养

　　小儿营养是指为维持生命不断从外界摄取食物,经体内消化、吸收的新陈代谢来满足自身生理需要、维持身体生长发育和各种生理功能,修补旧组织,增生新组织的全过程。营养包括营养素及营养状态两层含义。

　　(1)营养素:营养素主要来自于每天的饮食。食物中含有的物质能被人体消化、吸收和利用,具有营养作用的物质,营养学上称为营养素。人体中所必需的营养素有蛋白质、脂肪、糖类、维生素、矿物质、水、膳食纤维。这七大营养素从食物中获取,食物概括为两大类:①动物性食物,如肉类、禽类、乳类、鱼虾类、蛋类、脂肪类等。②植物性食物,如谷类、根茎类、豆类、蔬菜类、干果类、水果类、菌类、油脂类。

　　(2)营养状态:维持人体健康的营养素是处于平衡的状态。小儿必须有足够平衡的营养素才能有良好的营养状态。营养素一旦缺乏就会营养不良,然而营养素过度就会营养过剩,均会影响孩子的正常活动,体态异常,甚至导致疾病。

## 2. 何谓能量

人类一切生命活动都需要以能量作为动力,没有能量就没有生命。就像汽车要开动就需要能源一样。人的能量是依靠营养素来提供的,它是由食物中的蛋白质、脂肪和糖类在体内经过分解代谢所释放出来的。蛋白质、脂肪和糖类被称为"三大产热营养素"。食物释放出的能量用来维持体温和进行正常的生理活动,以及小儿的生长发育。营养物质的运输、代谢,废物的排出等活动也依赖于能量。即使在睡眠时,呼吸、消化、内分泌、循环系统的生命活动也需要消耗能量。

代表能量需要的单位是千卡,简称大卡。全身细胞的代谢活动都需要能量,1 克蛋白质或 1 克糖类提供能量 4 千卡,1 克脂肪提供能量 9 千卡。

## 3. 蛋白质对小儿的重要性是什么

蛋白质是构成生命的物质基础,是身体细胞的主要成分。肌肉、神经细胞内蛋白质含量最多,其他脏器与腺体次之。免疫抗体、激素、消化酶等也都是蛋白质。小儿不但需要蛋白质来补充消耗,还需要蛋白质供身体生长,故需要蛋白质的量相对比成年人高。世界卫生组织有关委员会推荐的乳儿蛋白质的需要量为 1.7 克/千克/日。

蛋白质的生理价值要看所含氨基酸的种类及比例而定。成年人的 8 种必需氨基酸(赖氨酸、色氨酸、亮氨酸、异亮氨酸、蛋氨酸、苯丙氨酸、苏氨酸、缬氨酸),儿童都需要,婴儿还需要组氨酸。食物蛋白质中必需氨基酸含量愈多,愈符合人体需要时,其利用率愈高,此种蛋白质称为优质蛋白质或完全蛋白质。小儿营养所需的蛋白质,应按必需氨基酸含量的高低及组成比例选择,以鱼、家禽的肌蛋白最好,牛羊猪肉、蛋类次之,大豆蛋白及其他油料作物蛋白又次之,谷类蛋白则较差。若同时食用几种蛋白质,使所含氨基酸可以取长补短而提高利用率,称之为蛋白质互补。

在确定乳幼儿膳食时,动物性蛋白质最好不少于所需蛋白质的一半。一般膳食内所供给的蛋白质,其能量约占总能量的15%;小儿若长期缺乏蛋白质,可表现为肌肉柔弱、发育不良、易于感染疾病、贫血、水肿等。

## 4. 最优蛋白质是人乳还是牛乳

蛋白质的需要量随食物性质而有不同,人乳蛋白质大部分为乳白蛋白,为优质蛋白质。用人乳喂养乳儿,若按每日每千克体重摄入 150 毫升推算,约供应蛋白质 1.8 克,此量很符合世界卫生组织推荐量。它被视为量少质优的蛋白质。人乳的乳白蛋白与酪蛋白的比为 80：20,而牛乳蛋白质的乳白蛋白与酪蛋白的比为 20：80,即小部分是乳白蛋白,大部分为酪蛋白,后者含胱氨酸极少,且不易消化,所以,生理价值低于人乳。全部母乳喂养的乳儿,蛋白质的能量仅占总能量的 7%。所以,肥胖儿发生率较低,同时也降低了成年后各种代谢病发生的风险。这一现象与母乳中的蛋白质含量较低有关。另外,牛奶中的 β-乳球蛋白是小牛的免疫球蛋白,对婴儿可有致敏的危险,这也是 1 岁以下婴儿不选用牛奶喂养的原因。

## 5. 脂肪对小儿发育的作用是什么

人体脂肪由食物供给,在一定条件下或由摄入的糖类和蛋白质转化而来。脂肪是细胞膜和细胞核的组成所必需,是能量的主要来源,又是供给脂溶性维生素及促进其吸收的良好溶剂,有饱和与不饱和两种。不饱和脂肪酸,如亚麻二烯酸、亚麻三烯酸、花生四烯酸,均不能在人体中合成,必须由食物供应,故称必需脂肪酸。幼儿的脂肪需要量约占总能量的 35%。饮食中缺乏脂肪时小儿往往体重不增,食欲缺乏,皮肤干燥并易脱屑,易感染,发生脂溶性维生素缺乏症。饮食中若供应脂肪过多,小儿先有消化不良,大便次数增多,久之大便干燥、食欲减退、体重不增,还可能有单纯性肥胖。

## 6. 人乳脂肪为何优于牛奶

人乳脂肪含量虽然和牛乳相仿,但人乳脂肪含不饱和脂肪酸,如花生四烯酸约 2 倍于牛乳。还含卵磷脂、鞘磷脂及牛磺酸等,对小婴儿脑发育十分有利,人乳喂养儿脂肪的摄入量每日每千克体重约 5 克,其所供给的能量约占总能量的 47%。所以,人乳喂养最合理。牛乳不饱和脂肪酸和必需脂肪酸含量较少,脂肪球也较人乳为大,不利于消化吸收。

## 7. 小儿食物中含有哪些脂肪物质

儿童日常食用的很多食物中都含有脂肪。根据它们存在的方式,可以粗略分为"看得见的脂肪"——指从人们感官上就知道含脂肪多的食品,如动物油、花生油、豆油、橄榄油,以及动物外皮如鸡皮、鸭皮等食物,很容易避免过多摄入。"看不见的脂肪"——顾名思义,不容易为人所注意的食品,如肉类、蛋类、奶制品、动物内脏、豆制品、硬果类食物均含有较多量的脂肪,即使谷类、蔬菜、水果中也含有微量的脂肪,如果儿童过多食入也会带来超量脂肪。

## 8. 糖类的分类有哪些

糖类(碳水化合物)可分单糖(葡萄糖、果糖、半乳糖),双糖(乳糖、蔗糖、麦芽糖),多糖(淀粉)等。在吸收之前,双糖、多糖均须先转化为单糖,然后在肝脏凝缩为糖原而储存备用。还有一类多糖,包括纤维素、半纤维素、木质素、果胶等,它们不能被人体消化吸收,在肠道内形成废渣排出体外。

## 9. 小儿主食的重要功能是什么

人类的主食如米、麦、玉米和高粱中,约含有 80% 的淀粉。淀粉经过胃中消化酶的作用分解为葡萄糖,葡萄糖由肠道吸收入血,再传送到全身各组织和细胞。它是能量供应的直接来源,它保证脂肪氧化的完成,保全蛋白质不被消耗成为能量的供给者,起到节约蛋白质的作用,使蛋白质最大限度地被利用在合成机体的组织蛋白上,使之增进小儿的生长发育。主食也是构成机体组织的主要成分,并参与机体新陈代谢过程,是不可缺少的食物。

小儿对糖的炭化和分解都较成年人旺盛,其需要量也相对比成年人多,主食是婴幼儿机体内所有的脏器、神经、四肢肌肉等内外器官发育和活动的强大动力。婴幼儿大脑细胞的迅速增殖和整个神经系统的发育,都需要大量的葡萄糖。所以说,糖类能够完成脂肪的氧化,节约蛋白质的消耗,也是脑细胞代谢的基础。另外,关节液中的透明质酸酶,消化道和呼吸道中的黏液都是糖蛋白,具有润滑和保护作用。肝脏中的糖原储备充裕时,能够保护肝脏免受有害物质的损害。

## 10. 婴幼儿所需的糖类是多少

婴幼儿糖类的需要量相对较多,1岁以下婴儿每日每千克体重约为12克,2岁以上约为10克,由糖类供给机体能量约占膳食能量的50%。糖类供应充足时,部分可转化为糖原而储存在肝内,剩余则转化为脂肪。糖类供给不足时,婴儿体重将下降,而身体能量不足,只能取自身蛋白质和脂肪,这样就会影响婴幼儿的正常生长。若婴幼儿糖类供给过多,小儿易肥胖,且肌肉松弛,抵抗力差,容易引起感染。

## 11. 常见维生素的作用是什么

(1)维生素 $B_1$(硫胺素)是能量代谢中辅酶黄素单核苷酸(FMN)和黄素腺嘌呤二核苷酸(FAD)的组成成分。主要存在于奶制品、全谷类和肝脏中。在粗粮、硬果、猪肉及蛋类中含量较多;奶类及土豆是常用食物,其中含维生素 $B_1$ 量也很多。豆类也是较理想的维生素 $B_1$ 来源。在食物加工中维生素 $B_1$ 会造成损失,尤以豆类及烤制食物为甚。在麦片、面粉、玉米粉、面包、糕点及奶制品中可加入维生素 $B_1$ 以加强其营养价值。虽然肠内细菌能合成维生素 $B_1$,即使能被利用,其量也极微。缺乏时导致腺嘌呤黄素病,特征为口、皮肤、眼和胃肠道黏膜的炎症。严重缺乏时产生脚气病。

(2)维生素 $B_2$(核黄素):维生素 $B_2$ 主要来源于牛奶、干酪、蛋类、肉类及强化谷物、绿叶蔬菜,以豆类的豌豆、扁豆,酵母含量最高。对维生素 $B_2$ 缺乏儿童最初的研究观察,它对红细胞再生不良作用,说明维生素 $B_2$ 缺乏影响糖皮质激素合成,从而损害肾产生和释放红细胞生成素。

(3)维生素 $B_3$（烟酸）：是能量代谢中辅酶尼克酰胺腺嘌呤二核苷酸（NAD）和它的磷酸盐（NADP）的组成成分。前体是膳食中的色氨酸。烟酸缺乏导致糙皮病，表现为"4D 症状"——痴呆、腹泻、皮炎和死亡。过量摄入烟酸可引起"烟酸性潮红"。

(4)生物素：参与能量和氨基酸代谢，它是脂肪和糖原合成的辅酶的组成成分。鸡蛋中的卵白素能降低它的吸收。生物素广泛存在于各种食物中，胃肠道的细菌也能合成。如其缺乏可导致中枢神经系统症状，脱发及皮疹。

(5)泛酸：能量代谢中辅酶 A 的组成成分，广泛存在于各种食物中。泛酸缺乏可表现为乏力、胃肠功能紊乱及神经症状。

(6)维生素 $B_6$（吡哆醇）：是氨基酸和脂质代谢中的辅酶磷酸吡哆醛（PLP）和磷酸吡哆胺（PMf）的组成成分。也参与将色氨酸转化为烟酸和 5-羟色胺。对红细胞的生成也有作用。维生素 $B_6$ 包括存在于植物性食物的吡哆醇及动物性食物的吡哆醛和吡哆胺。在食物中，含量最高的为白色肉类（如鸡肉和鱼肉）；其次为动物肝脏、鲱鱼、鲑鱼、啤酒酵母，豆类和蛋黄等，柠檬类水果、小麦麸、麦芽、甘蓝、糙米、燕麦、干果类如核桃和花生。蔬菜中维生素 $B_6$ 含量也较多；在肉、鱼、水果、谷类及蔬菜中含量高于奶及奶制品。近年研究证明，维生素 $B_6$ 在小肠内通过扩散进入细胞。药物可引起维生素 $B_6$ 缺乏病，神经系统症状包括感觉神经炎，对中枢神经系统也有影响，并可出现惊厥。轻度维生素 $B_6$ 缺乏，常有抑郁的症状。贫血为低色素性贫血及高铁巨幼红细胞性贫血。还可出现癫皮病样症状，有皮肤、消化及神经系统症状和体征。

(7)叶酸：参与 DNA 合成的辅酶四氢叶酸和二氢叶酸的组成成分。缺乏可导致贫血、胃肠道功能退化。叶酸对于预防妊娠期神经管缺陷的发生有重要意义。许多食物含叶酸，肝、酵母、深绿色蔬菜、花椰菜、芦笋、豆类及水果，尤其是橘汁含量最多。在牛奶中则与蛋白质结合存在。食物叶酸对光及空气不稳定，贮存容易损失。烹调时及食物罐头中,叶酸进入汤汁,在柑橘等水果中的叶酸较为稳定,可能因其中含维生素 C,可防止降解。需要结合酶以形成更小易于吸收的叶酸类多肽。缺少结合酶可导致营养性叶酸缺乏症。叶酸在体内分布很广,细胞内外液中都有,在肝、肾及造血系统细胞,包括红细胞及白细胞中浓度最高,脊髓含量高于血清。由药物引起叶酸缺乏症,临床表现为巨幼红细胞性贫血、舌炎、腹泻及体重下降,还可有皮肤过度色素沉着、肝大、脾大、踝水肿,以及非特异性贫血迹象和心悸、咽痛、眩晕及苍白等症状。叶酸缺乏症发展过程中,血清叶酸水平下降,持续进行性红细胞叶酸水平下降。尿中亚胺甲基谷氨酸排出增加。发生巨幼红细胞性贫血。因叶酸拮抗剂造成的急性叶酸缺乏,可引起严重的反应。如不给予叶酸,会出现溃疡性口炎、严重腹泻及肠溃疡,甚至可以致死。

(8)维生素 $B_{12}$(钴胺素):参与新细胞的生成、神经细胞的维持,是氨基酸和一部分脂肪酸分解的辅酶的组成成分。维生素 $B_{12}$ 存在于动物性食品中,如肉类、鱼类、贝壳类、奶类及蛋类,肝、肾及其他动物内脏较肌肉中含量为高。贝壳类以合成维生素 $B_{12}$ 的微生物为食物,故含量较高。在动物性食物以与蛋白质结合的形式存在。缺乏可导致贫血、进行性神经退行性变和舌痛。

(9)维生素 C(抗坏血栓):参与胶原、甲状腺素和氨基酸的合成。作为体内的抗氧化剂,能够促进铁的吸收。在柑橘类水果和蔬菜中含量丰富。特别是黑葡萄干、辣椒、番茄、花椰菜和花茎甘蓝等,青豆及豌豆也有,还有维生素 C 强化麦片及果酒。其缺乏可导致维生素 C 缺乏病。实验性维生素 C 缺乏症时,先有生化改变,即尿排出减少,血水平降低。临床症状开始是大腿、臀、腓肠部及手臂背部出现毛囊角质化,然后是毛囊周围出血、结膜出血及牙龈渗血、出血及肿胀。

(10)维生素 A(视黄醇):参与视觉的形成,骨骼和牙齿的生长,角膜、上皮细胞、黏膜和免疫功能的维持。存在于牛奶和乳制品中。前体为类胡萝卜素,见于绿叶植物、水果和蔬菜中。饮食中胡萝卜、甜薯及黄玉米含量较多,深绿叶蔬菜、倭瓜、花茎甘蓝、杏子、南瓜及番茄中也含量不低。维生素 A 缺乏时导致视觉障碍、免疫功能抑制、腹泻和肾结石。视黄醇酯在小肠内水解为视黄醇,然后通过胆盐作用形成微团而被吸收。在黏膜细胞内视黄醇又与棕榈酸结合重新酯化,然后以乳糜微粒通过淋巴系统进入血液并存在于肝内。每 1 个胡萝卜素分子在酶作用下分裂成 2 个分子视黄醛,后者再在肠黏膜中还原为视黄醇。β-胡萝卜素及其他类胡萝卜素也可以不分解而直接被吸收,但必须有饮食脂肪、胰外分泌物供给脂肪酶以分解视黄醇及胆盐存在,以促进视黄醇及胡萝卜素的摄取。单以谷类饮食为主者,可引起维生素 A 缺乏。肝贮藏维生素 A,维生素 A 不仅为特异视觉功能所必需,也是黏多糖合成及细胞膜和细胞内膜稳定性所必需,是正常类固醇代谢合成中不可缺少的物质。

(11)维生素 D(麦角钙化甾醇):参与骨骼的矿化,可由机体合成。其存在于牛奶、乳制品和脂肪含量高的鱼类。缺乏可导致佝偻病、骨软化症、体内钙磷水平下降。

(12)维生素 E(生育酚):是保护脂膜和细胞内其他组分的抗氧化剂。饮食维生素 E 存在于植物油如豆油、硬果类、小麦胚油、蛋类、肝及人造黄油等食物。缺乏可导致红细胞溶血。极高浓度下能够干扰凝血功能。实验动物在维生素 E 过多症中可造成凝血酶原时间延长及出血现象。人体维生素 E 缺乏症特征是脂肪痢或血清脂肪降低。脂肪消化和吸收均受影响。婴儿维生素 E 缺乏症无明显脂肪痢表现,早产婴儿有水肿、贫血、红细胞存活时间缩短。

(13)维生素 K(叶绿醌):维生素 K 是抗出血因子,是血液凝固所必需成分。有 3 种形式:①存在于绿叶蔬菜,如菠菜、无头甘蓝、洋白菜及甘蓝绿叶中,在植物光合作用部位产生,也称为叶绿醌。②另一种甲基萘醌为人及动物肠内细菌合成。肝尤其是猪肝中含量最丰富,蛋及乳含量较低,蛋及乳中维生素 K 可能来自绿色植物或由细菌合成。③由人工合成的维生素 K,用于临床治疗,结构与甲基萘醌相近。

## 12. 矿物质的分类有哪些

矿物质包括常量元素和微量元素两大类。人体中含量大于 0.01% 的矿物质称为常量元素或宏量元素,其中含量较多的($>5$ 克)为钙、磷、钾、钠、氯、镁、硫 7 种;每天膳食需要量都在 100 毫克以上。人体中小于 0.01% 的矿物质称为微量元素,目前确认的必需微量元素包括铁、铜、锌、碘、锰、钼、钴、铬、镍、锡、钒、硅、氟和硒等。常量和微量元素在体内的分布极不均匀。例如,钙和磷绝大部分在骨和牙齿等硬组织中,铁集中在红细胞,碘集中在甲状腺,钼集中在脂肪组织,钴集中在造血器官,锌集中在肌肉组织。

## 13. 矿物质对小儿的作用是什么

矿物质与维生素一样,虽不供给能量,但是有重要的生理作用。体液中的矿物质离子即电解质(带电荷离子的物质),其中包括钠离子($Na^+$),钾离子($K^+$),氯离子($Cl^-$),碳酸氢根($HCO_3^-$)等调节细胞膜的通透性、控制水分,维持正常渗透压和酸碱平衡,参与神经活动和肌肉收缩等,有些参与构成酶的辅基、激素、维生素、蛋白质和核酸,或作为多种酶系统的激活剂参与许多重要的生理功能。其他微量元素在人体内发现有 60 多种,乳幼儿最易缺乏的矿物质是钙和铁等。因为每天都有一定数量的矿物质经各种途径排出体外,必须通过膳食予以补充。对婴幼儿更重要的是钠、钾、氯,一但出现不平衡,就有电解质的紊乱,甚至有生命危险。

## 14. 测定矿物质有何意义

矿物质的代谢可以通过分析血液、头发、尿液或组织中的浓度来判断。在人体内矿物质的作用相互关联。在合适的浓度范围有益于人和动、植物的健康,缺乏或过多都能致病,而疾病又影响其代谢,往往增加其消耗量。在我国,钙、铁和碘的缺乏较常见。硒、氟等随地域环境的不同,可有缺乏之病,如克山病和大骨节病、龋齿等,矿物质在体内的吸收和分布都不会有任何化学结构的改变。矿物质的摄入量过多可能会产生毒性,因此如果机体对这类物质毫无选择的吸收也会造成危害,如氟骨症和硒中毒。

## 15. 水对人体的重要作用是什么

我们都知道,构成人体的基本单位是细胞,而体内各种细胞必须有适量的液体,才能通过细胞膜与外界进行物质交换,摄取营养物质,排出代谢产物。就是说水是构成人体细胞的重要成分,是人体最重要的物质,人体赖以维持基本生命活动的必要物质,水是人类必需的七大营养素之一,其重要性仅次于空气,是生命之源。存在于细胞内的体液,称为细胞内液。另外,细胞也必须浸在适量的体液中,才能保持正常的代谢,细胞外的这些液体,称为细胞间液,或者称为组织间液(简称间质液),间质液与血浆液体(水占血浆的90%~92%),两者统称为细胞外液。细胞外液和细胞内液统称为体液,体液在人体内维持动态平衡才能发挥作用。

水是良好的溶剂,有利于营养素在体内的吸收和运输,并能及时地将代谢产物排出体外。水也有利于血液循环和调节体温。当人体缺水时,消化液的分泌减少,引起食欲缺乏,精神不爽和疲乏无力。小儿新陈代谢较成年人高,对营养素的需求也较成年人多,所以水的需要量也较成年人大。

## 16. 小儿水电解质代谢的特点是什么

(1)小儿体液量是随年龄增长而变化的,总体液量占体重的比例比成年人多,而且以间质液更多,如新生儿体液占体重的 80%,幼儿占 70%,儿童占 65%,成年人只有 60%,年龄越小需水量越多。直到 4 岁才接近成年人水平。组织间液特别不稳定,极容易丢失而造成脱水,肥胖的小儿体内脂肪多,体液总量低一些,但对脱水的耐受力更差。

(2)小儿对于水的交变率比成年人要高,1 岁以内小婴儿每天等于细胞外液体的 1/2,成年人相当于 1/6,所以小儿更容易脱水。

(3)小儿的体表面积相对较大,不显性水分丢失比成年人多,因为代谢旺盛需要排出更多的代谢物质,所以小儿需要的水更多。

(4)小婴儿的体液调节不够成熟,缓冲作用低,肾脏浓缩和稀释能力都差,易引起酸中毒。热天、喝水少,容易产生脱水热,可以高热达 40℃。

(5)感染引起的高热、呼吸快、蒸发多,所以 1 岁以内小婴儿,常因为一点小病引起脱水、电解质紊乱。

(6)新生儿和小婴儿本身钠低、钾高,易发生水中毒,同时血浆二氧化碳含量高、pH 值低,易发生代谢性酸中毒。

(7)小婴儿容易患消化道疾病,腹泻、呕吐引起钠、钾离子的丢失,出现低钠、低钾血症。

## 17. 膳食纤维的作用是什么

膳食纤维通常是指植物性食物中不能被人体消化吸收的那部

分物质。从化学结构上看,膳食纤维也属于糖类(碳水化合物)的一种,但以前人们一直认为它们是食物中的残渣废料而不加重视。现在研究表明,不少疾病的发生与缺少膳食纤维有关,并随着人类进食的日益精细而越来越受到人们的青睐。

按照化学结构,膳食纤维分为纤维素、半纤维素、木质素和果胶四大类。它们不能被人体吸收却在体内发挥重要功能,担当了健康卫士的角色。膳食纤维有刺激肠道蠕动、增加肠内容物的体积、减少粪便在肠道中停留的时间等作用。增加膳食纤维摄入量,能有效地防治便秘、痔疮。膳食纤维还能减少脂肪、胆固醇在肠道的吸收,并促进胆固醇和胆酸从粪便排出,因而有降血脂的作用。此外,膳食纤维中的果胶能延长食物在胃内停留的时间,延缓葡萄糖的吸收速度,可改善口腔牙齿功能。

## 18. 小儿营养状态如何测量

(1)应用生长发育指标测量评估营养状况,与年龄相适应的生长是营养足够的标志。通过测量体重、身长(或身高)和头围(对 3 岁或以下的儿童)监测生长是多数常规做法。

(2)上臂测量和皮褶测量(包括三头肌、二头肌、肩胛骨下和腹部)结果用来预示和监测身体脂肪和肌肉的储存。标准姿势是儿童坐着或站着,手臂随躯干伸直,在右上臂肩峰和肘部骨隆起之间中点测量,记录以厘米为单位。皮下脂肪厚度(皮褶厚度)包括皮肤、皮下组织及皮下脂肪,可代表皮下脂肪厚度变化。

(3)体重指数,是反映蛋白质能量营养不良及肥胖症的可靠指标。对于成年人,体重指数被认为是诊断肥胖症可信而有效的尺度,但是在儿童使用体重指数预测是否肥胖症仍应该谨慎。

(4)生长递增有助于评价个人对营养干预措施或其他可以改变生长率的治疗反映,可以参考生长曲线表。

## 19. 如何观察营养状况

在多数情况下,严重的营养缺乏是很容易检查的。通常轻微的没有特异信号的营养缺乏症也能较多地被观察到。

(1)皮肤:皮肤干燥、鳞状病变、过度角化、毛囊周围改变,可能的营养缺乏是必需脂肪酸、维生素 A、维生素 C。

(2)指甲:指甲薄,匙状凹凸,可能是铁缺乏。

(3)头发:头发干燥、变细、易断、易脱发,有病态颜色,失去光泽,往往是营养缺乏的表现之一。可能的营养缺乏:蛋白质、能量、必需脂肪酸、微量元素锌。

(4)眼睛:夜晚视力降低可能是维生素 A 缺乏的早期表现。如果不及时纠正,进一步发展为夜盲症,并出现角膜干燥、溃疡等。

(5)舌头:舌炎、舌裂、舌水肿紫色的舌头,可能是 B 族维生素缺乏。长期进食精细米面、长期吃素食,同时又没有其他营养素的补充,很容易造成 B 族维生素的缺乏。

(6)牙龈:牙龈出血、肿大、舌、唇炎(发红的嘴唇嘴角裂开),嘴角干裂可能缺乏的营养素包括维生素 $B_2$ 和烟酸。牙龈出血可能缺乏维生素 C。维生素 C 是最容易缺乏的维生素,因为它对保存条件的要求较为苛刻,光线、温度、储存和烹调方法都会造成维生素 C 的破坏或流失。因此,每日均应大量进食新鲜蔬菜和水果,

(7)味觉:味觉减退可能缺锌。

(8)鼻部:鼻部皮脂溢出可能是烟酸、核黄素 $B_2$、B 族维生素缺乏。

(9)肌肉与骨骼:颅骨损耗(头骨的内板变薄);肋骨与软骨交界处明显增大;手腕和脚踝增厚是维生素 D 缺乏的表现。坏血病(骨末端软化,长骨骨膜下出血;肋软骨关节增大;长骨骨发生停止),肌肉消瘦,骨骼突出,肌肉松软是维生素 C 缺乏。

（10）水肿：蛋白质缺乏。

（11）苍白到贫血症：可能是铁、叶酸、维生素 $B_{12}$、铜缺乏。

（12）神经：感觉异常或丧失，运动无力，疼痛，可能是蛋白质、维生素 $B_1$ 缺乏。

（13）心血管：贫血或脚气病引起的心动过速，可能是铁、叶酸、维生素 $B_{12}$、铜缺乏。

（14）胃肠道：肝大，可能是蛋白质营养不足，能量不足。

（15）腺体：甲状腺肿大，可能是碘的缺乏。

## 20. 营养状况可通过哪些实验室检查进行评估

采用生物化学方法测定儿童血液、尿液、组织中各种营养素或其代谢产物，以及其他有关化合物的水平，以了解营养素被儿童吸收和利用情况，用以评估儿童的营养状况。实验室生化指标异常往往早于临床症状或体征，有利于早期诊断。如测定血液中总蛋白、白蛋白、维生素、微量元素等水平，铁的状态，血细胞体积、血红蛋白。测量尿中乳酸、丙酮酸。还有免疫功能指数，如果是蛋白质、能量不足造成的营养不良，以及一种或多种营养素的亚临床缺乏，会削弱免疫反应并增加感染的危险。所以，免疫系统功能参数的测量能有助于评价营养状态。总淋巴细胞计数是最易获得的免疫功能指数。淋巴细胞绝对值小于 1 500 与营养耗竭有关，对小于 3 个月龄的婴儿，此值小于 2 500 可能是不正常。

## 21. 如何准确计算小儿能量

能量需求的准确预测对于儿童健康很重要，可以用公式来计算预测能量的需求，常用的计算方法：1 岁以内婴儿用每日 110 千卡/千克体重来计算，以后每 3 岁减去 10 千卡，至 15 岁时，为 60

千卡左右。但须指出的是：体重相近的健康儿童能量需要总量可以相差很多。瘦长的比肥胖的要高。

总能量较长时间供给不足，可以使小儿生长发育不良，长期供给过剩，会引起肥胖的不良倾向。安排膳食时要考虑3种主要供能营养素之间的比例合适，一般为蛋白质占供给总能量的12%～15%，脂肪占30%～35%，糖类占50%～60%，蛋白质所占比例是年龄越小比例越高。

## 22. 消化系统有哪些主要功能

消化系统的主要功能是消化食物。消化是在机械和化学因素的作用下将食物分解的过程，通过这一过程使食物分解为可被机体利用的物质。整个消化过程都是在胃肠道中进行的，胃肠道呈管状结构，包括口、食管、胃、小肠、大肠和肛门。尽管胃肠道的主要功能是消化和吸收营养物质（大量营养元素——糖类、蛋白质、脂肪、水、微量营养元素、维生素、矿物质），同时也在排泄废物，在维持机体免疫防御反应中也起着重要的作用。胃肠道还有许多辅助消化的附属器官，包括唾液腺、肝脏、胆囊及胰腺。为了满足消化的需要，消化器官还演化出一些其他的消化细胞，如胃壁的主细胞、胰腺的外分泌细胞、小肠的刷状缘细胞。胃肠道能够协调附属消化器官和特化细胞的功能，使之相互配合共同将分子结构复杂的糖类、蛋白质和脂肪转化为更易被机体利用的单糖、氨基酸，以及游离脂肪酸。消化后的营养物质自肠腔向血液或淋巴液移动的过程叫做吸收。

## 23. 小儿口腔、食管有何特点

（1）新生儿口腔、食管较小，舌短而宽，两颊有厚脂肪层，咀嚼肌发育良好,这些特点均有利于吸吮动作。6个月以下乳儿,吸吮吞咽与呼吸是能协调进行的,6个月以后近似成年人,吸吮与呼吸不能同时进行。唾液腺分泌及淀粉酶含量在早期较低,到3个月后可增加。

（2）新生儿食管全长约10厘米。以后随生长发育而逐渐变长。

## 24. 小儿胃有何特点

乳儿胃呈水平位。贲门肌较弱,而幽门肌发育良好。胃排空时间与食物种类有关,脂肪、蛋白质过多,以及黏液或高渗溶液,均使排空延长;大量喂食糖类、等渗及冷的食物则使排空加快。以牛乳喂养者胃排空时间延长,一般牛乳在胃中停留3～4小时,人乳为2～3小时。低体重儿胃排空较慢。乳儿胃液成分与成年人基本相同,含有盐酸、胃蛋白酶、解脂酶、凝乳酶,但其酸度及酶的强度均较成年人为低。随着年龄的增长而逐渐上升。虽然胃液的pH值较高不利于胃蛋白酶原转化为胃蛋白酶,不过乳儿的胃中有较多的组织蛋白酶,故蛋白质消化是从口腔开始的,咀嚼使食物团的体积变小才能够通过食管。食物的色香味都会引发唾液腺的分泌,尤其是其中的淀粉酶。唾液还具有抗菌和润滑的作用,能够辅助说话和吞咽。吞咽这一系列动作,使食管下段括约肌松弛,容许食物团进入胃内后才结束。

整个胃的黏膜细胞都能分泌黏液和碳酸氢盐。所有类型胃细胞的功能都受到神经内分泌系统的密切监控,进而刺激盐酸和胃蛋白酶原的分泌。胃就不断地向幽门方向收缩,将食物颗粒与胃液充分混合。这种混合和研碎食物的过程非常重要。

为了使食物的消化进程不超过十二指肠的吸收能力,机体进化出一些根据食物的黏稠度和组成来调节胃排空的功能。因此,没有被充分咀嚼的食物,以及富含纤维或脂肪的食物要比蛋白质从胃部排空的速度慢,而蛋白质要比液体的排空速度慢。另外,一个抑制胃动力的机制是通过激素抑制胃的排空。

## 25. 小儿小肠有何特点

小肠包括十二指肠、空肠和回肠 3 部分。小肠具有的独特特征使得它在消化和吸收中发挥着极为重要的作用。首先,小肠的表面面积是全消化道中最大的,特异的解剖学形态是小肠庞大表面积形成的部分原因。小儿的肠管相对比成年人长,面积相对也大,肠壁薄,富于血管。小肠的整个肠腔表面被黏膜皱襞所覆盖,皱襞上有许多指状的突起称为绒毛,每个绒毛的表面又有更多的指状突起,称为微绒毛。通过这些皱襞和突起,小肠的表面积大大增加了。除此之外,小肠还有一种特殊的运动功能。小肠中的内容物以一种叫做分节运动的方式来回运动,保证内容物能够充分混匀,以及内容物与肠腔表面能够完全地相互作用。衬于肠腔表面的细胞是高度特化的肠上皮细胞,它们参与营养物质的消化、吸收、储存和电解质平衡的维持。

小儿物质代谢旺盛,消化吸收负担大,食物通过胃肠道的整个时间,因年龄及食物种类而有所不同,新生儿为 4～18 小时,年长儿为 24 小时,人工喂养儿可长达 48 小时。人乳通过较快,故喂乳间隔的时间可短于人工喂养。乳糖在小肠纹状缘分解为半乳糖及葡萄糖。缺乏乳糖酶时发生乳糖不耐受症。在一般情况下,小儿消化双糖的能力很好,不过摄入过多时其分解产物可能来不及在肠道上部吸收,而在肠下部引起高渗性刺激。正常肠液 pH 值为 8.0 时,最有利于酶起作用。肠内细菌也能水解蛋白,分解糖,皂化脂肪,溶解纤维,合成维生素 K 等。所以,消化道内正常菌群的存在很重要。小儿粪便中的细菌:一般人乳喂养时主要为乳酸杆菌,以牛乳为主喂养时为大肠埃希菌。营养素主要在小肠吸收,如氨基酸、脂肪酸、单糖等。大肠只吸收水和少量葡萄糖、脂肪与脂肪酸。消化功能紊乱时,细菌过度繁殖,食物过度分解可引起一系列临床症状。由于小儿肠壁薄,黏膜富于血管,通透性高,故吸收率高,若服药不当极易造成机体的伤害。

## 26. 小儿大肠有何特点

小儿的结肠薄,与腹后壁固定差而易发生蠕动紊乱。结肠在营养物质的消化过程中所发挥的作用非常有限。到达升结肠还没有被吸收的糖类可在结肠中被主动吸收或是被结肠中的细菌转化。营养物质被细菌发酵的过程为结肠上皮细胞提供了能量。饮食中的长链脂肪酸能够被分解但是不能被吸收,然而它们的存在却会影响水的吸收和电解质的平衡。

## 27. 小儿胰腺有何特点

胰液含胰蛋白酶、胰脂肪酶、胰淀粉酶和麦芽糖酶等。胰蛋白酶分解已经由胃蛋白酶部分消化的产物及胃中未被消化的蛋白质,使它们一起转变成氨基酸。胰脂肪酶分解脂肪为甘油及脂肪酸,不过在新生儿此酶活性不高。胰淀粉酶分解淀粉为糊精,再变成麦芽糖,麦芽糖酶分解麦芽糖为葡萄糖。胰分泌淀粉酶要到4～6个月龄才完善。

## 28. 小儿肝胆有何特点

新生儿肝、胆相对较大,占体重4%。出生后其重量逐渐相对减少,到成年时期占体重2%。正常乳幼儿肝脏可以在锁骨中线右肋缘下 2 厘米处扣及，在剑突下更易触到，4 岁以后肝下缘渐升高，一般不再超过肋下 1 厘米。乳儿肝脏富有血管，易于淤血而增大。胎儿 2～3 个月即开始排泄胆汁，成为胎粪的主要成分。胆盐对消化脂肪起重要作用，将脂肪转化为含有脂酸及单酸酯甘油的微粒，后者通过微纤毛进入空肠上部的细胞。胆盐还抑制肠道内细菌的生长，也有利于脂溶性维生素的充分吸收。

## 29. 小儿消化吸收调节系统有何特点

消化的过程受到中枢神经系统、胃肠激素、神经递质和旁分泌物质的调节。神经轴能够对一餐中的外源性信号（气味、外形）和内源性信号（体积、营养物质的成分）进行反应。

吸收是营养物质（包括水和电解质）从肠腔向血管或淋巴系统运转的过程。机体进化出几种不同类型的转运功能来完成吸收。这些运转功能可以是能量依赖或非依赖的，涉及被动或主动转运、简单扩散、内吞，甚至经过细胞旁路的转移等多种途径。尽管全部小肠都有吸收能力，但大部分的营养物质都是在空肠被吸收的。在胃内容物到达回肠时，营养物质吸收的过程已经几近完成了。

## 30. 糖类是怎样被消化吸收的

从健康饮食中摄入的糖类（碳水化合物）主要来自于植物淀粉，而肉类食品中很少。经过消化，复杂的糖类（如淀粉和纤维）以及简单的糖类（如蔗糖）都被分解为葡萄糖、果糖、半乳糖 3 种单糖。它们具有相似的分子结构。消化糖类的主要酶是唾液淀粉酶、胰酶和小肠刷状缘的二糖酶。用餐后，所有的糖类都可以被吸收，只有一小部分对消化酶有抗性的淀粉和膳食纤维不能被消化。这些残留物被结肠的细菌发酵为短链脂肪酸，随后作为能量应用。

大部分单糖的吸收在小肠中进行,吸收过程必须有一组已糖转运体的参与。这些已糖经由门脉系统运输至肝,并在肝内进行最后的处置。

营养学研究开始关注营养物质与基因及其蛋白产物间的相互作用。糖类已被证明能够影响许多蛋白的合成。例如,胃肠道内的葡萄糖、半乳糖、果糖能提高它们各自的已糖转运体的表达。另外,血糖水平的升高也能够上调众多参与糖酵解、果糖代谢和糖异生的酶的合成。随着我们对这个领域的了解更加深入,将营养物质、基因的相互作用用于各种疾病的鉴别和治疗也会成为可能。

## 31. 蛋白质是怎样被消化吸收的

蛋白质在消化过程中被分解为氨基酸,能够被机体随意利用。在胃里,盐酸使蛋白质变性暴露出肽键,肽键是蛋白水解酶胃蛋白酶的作用位点。消化的进程在小肠由于一系列胰蛋白酶的参与而加速。胰液中的蛋白酶与小肠分泌的肽酶、弹性蛋白酶、胶原酶协同作用进一步将蛋白质分解为肽段、二肽、三肽及氨基酸。对各种不同结构的肽都能进行吸收的功能保证了氨基酸能得到最大限度的吸收。氨基酸到达肝后,可经以下 3 种途径被利用。首先,氨基酸可以补充机体的蛋白质储库,而储库中的蛋白质是不断被分解的。其次,一部分氨基酸可以产生能量。最后,还有一部分氨基酸能够合成核酸、神经递质、儿茶酚胺、血红素等非蛋白类化合物及白蛋白。以上各途径都会通过转氨基和脱氨基反应生成氨,氨是有毒的副产物,在肝脏被转化为尿素并经肾脏排泄。

对营养物质的处置与调节,应当注意到,膳食中蛋白质代谢的限速步骤是氨基酸在小肠的吸收。如果食物摄取过多或者蛋白质在疾病状态下被高度利用,黏膜细胞氨基酸转运体的数量就会增加。相反的情况会出现在饥饿状态下。

## 32. 脂肪是怎样被消化吸收的

脂质的消化是从胰脂肪酶的分泌开始的。脂质含量的增加能够刺激十二指肠的黏膜细胞释放缩胆囊素（CCK）。CCK 主要促进胰脂肪酶的释放和胆汁的分泌。胆汁是一种乳化剂能够辅助脂解作用。甘油三酯分解后的甘油一酯和脂肪酸与胆汁混合形成微胶粒。微胶粒更易穿越小肠刷状缘表面的水相介质，使吸收更为充分。到达顶膜后，微胶粒的内容物通过简单扩散进入细胞，而微胶粒重返肠腔被循环利用。短链和中链的脂肪酸及甘油可被黏膜细胞直接吸收并转运到门脉循环。

磷脂的吸收方式与甘油三酯类似。胆固醇也可直接被黏膜细胞吸收。分泌至肠道的胆汁有 90% 在远端小肠被重吸收，随门静脉血流回输至肝。回流的胆汁可再次被分泌或储存在胆囊中备用。这种循环利用胆盐的途径被称为肠肝循环。

游离脂肪酸被吸收后在肠上皮细胞内重新合成甘油三酯，与胆固醇、磷脂和蛋白质包装在一起形成乳糜微粒。乳糜微粒是脂质在淋巴系统中运行的载体。短链和长链的脂肪酸是水溶性的，因此能够通过易化扩散直接进入血液。进入血液循环的脂质消化产物可被肝脏利用以合成更多甘油三酯、胆固醇及其他化合物。掺入乳糜微粒的脂质经胸导管进入血液循环，被身体各部位的细胞摄取利用，或者被贮存在脂肪组织中。到达肝脏时乳糜微粒中只剩下蛋白质和一些残余的脂质。残留的乳糜微粒被肝吸收以合成新的脂蛋白。

沙奎那韦是第一个上市的蛋白酶抑制药。尽管这种高剂量药物用水服用后仅有 5%～10% 能进入循环系统，但当患者服用这种药同时摄入高脂食品时，其系统生物利用度可增加 5～10 倍。新剂型利用这个特点，将药物与脂质载体做成软胶囊。

### 33. 维生素是怎样被吸收利用的

维生素是需求量很小而又必需的营养元素。它们与糖类、蛋白质、脂肪和矿物质的不同之处在于,都具有独特的有机特性,并且它们是以天然的形式被吸收的。脂溶性维生素的吸收方式类似于脂肪在乳糜微粒辅助下的吸收,它们被储存在与脂肪相关的细胞中。其中许多维生素的吸收需要转运蛋白作为载体。脂溶性维生素一般不易被排出体外,因此也不需频繁地给予。水溶性的维生素包括所有的 B 族维生素和维生素 C。它们在血液中循环,由肾脏排出体外。水溶性维生素在小肠的各个部位通过能量依赖的和非能量依赖的转运机制被吸收。

### 34. 铁、锌、磷、钙是怎样被吸收利用的

(1)铁主要来自蔬菜(非血红蛋白铁)和肉类(血红蛋白铁)。两种铁源中血红蛋白铁更易被吸收(分别是 10%～20%和 1%～6%)。血红蛋白铁只需在胃酸存在环境中将球蛋白分子去除即可吸收。非血红蛋白铁则需要胃酸和消化道内其他因子如维生素 C 共同作用,将三价铁转化为溶解性较好且更易被吸收的二价铁。饮食中的其他因子如磷酸盐、肌醇六磷酸盐和磷蛋白可使非血红蛋白铁,处于不溶状态而妨碍铁的吸收。

饮食中两种形式的铁,都在十二指肠被吸收。一部分铁以铁蛋白的形式停留在肠上皮细胞中,其余部分被转运入血,与转铁蛋白结合。体内的铁每日随黏膜细胞的脱落而丢失。铁缺乏的临床表现有贫血(小细胞性),血清中铁蛋白水平降低,转铁蛋白水平升高。另一方面,铁过量也是有毒性的。遗传性疾病含铁血黄素沉着病使铁在肝脏沉积,最终可导致肝硬化。

(2)锌在体内的作用非常广泛,如维持胰腺功能、创伤修复、酶促反应及凝血等。某些动物蛋白被证明能够调节锌的吸收,肌醇六磷酸盐能够与锌结合形成螯合物,从而阻止锌的吸收。

(3)磷是体内含量居第二位的矿物质。磷主要在小肠上段经刷状缘细胞顶面的钠共同转运体系吸收。这种转运体系的活性依赖于维生素D。

(4)钙的吸收是浓度依赖性的。少量的钙摄入能够激活十二指肠中的主动吸收功能,其中维生素D在钙转运出肠上皮细胞进入循环系统的过程中发挥着重要的作用。中等或高浓度的钙摄入通过被动扩散的方式在空肠和回肠吸收。血钙水平的调节由甲状旁腺激素执行,激素水平升高则小肠对钙的吸收增加,肾脏的排泄减少,骨的代谢增强。

## 35. 水是怎样被吸收的

水分的吸收依赖于溶质的吸收,尤其是钠和葡萄糖,营养物质的吸收使钠和其他分子在肠上皮的非腔膜面大量积聚,这造成了渗透压的高浓度梯度,水分子就沿着这个梯度流动。最终的结果是水经肠上皮的紧密连接进入血液。随着水分子向胃肠道远端推动,紧密连接的渗透性越来越差,水的吸收就更加依赖于钠的吸收。

## 36. 影响营养物质吸收的因素有哪些

(1)衰老:衰老对营养物质的消化和吸收有着复杂的影响。

(2)疾病:小儿疾病对消化和吸收产生的影响,可导致小儿营养不良,甚至其他严重的疾病。疾病可能发生在消化道的任何部位,由遗传的、感染性的或医源性的原因引起。疾病产生的改变可影响消化道因子的活性或削弱小肠刷状缘细胞的吸收功能。①遗传病,如囊性纤维性变及乳糖酶缺乏症在全世界都常见。②炎症状态,如胰腺炎和炎症性肠病也会妨碍营养物质的吸收,细菌生长过程,以及一些常见的获得性疾病如乳糜泻、感染性胃炎也会使营养物质的摄取受损。③外科手术和疾病,如短肠综合征、回肠造口术、结肠造口术都会导致营养物质吸收变化。值得注意的是,影响肾脏、肝脏、胆囊等其他器官的疾病,也会对营养物质的吸收和消化产生影响。

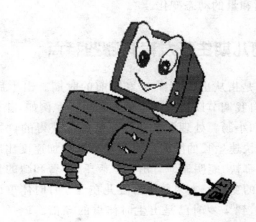

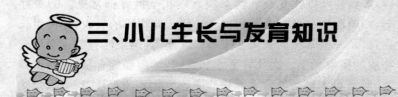

# 三、小儿生长与发育知识

## 1. 何谓生长发育

"生长"表示对于整个身体和器官可以用度量衡测量出来的增长。"发育"是指细胞组织的成熟,但是生长发育不能截然分开,包含着机体质和量的动态变化。

## 2. 婴儿期生长发育有哪些特点

婴儿期是指从出生到满 3 岁以前的时期。出生后的头几周里,婴儿会自我调节以适应在母体外的生存。例如,肺开始发挥呼吸功能,胃和小肠要处理和消化婴儿从外界获得的食物。婴儿期是一个身体快速生长的阶段。身体尺寸的增加速度比出生后的其他任何时间都快,能明显地看出来。躯干、手臂和腿的长度及宽度也发生相似的变化。大多数正常婴儿在 5 个月时体重达到出生时体重的 2 倍,到 1 岁时已是出生时体重的 3 倍。1～2 岁,身长平均增加 12 厘米,体重增加 3.5 千克。在出生时,头围平均为 35 厘米,第一年可达到 47 厘米。在这个时期测量头围很重要,因为它反映了大脑的生长,1 岁时大脑的质量是出生时的 2 倍。

婴儿期包括了翻身、坐爬、立起和各种粗细动作的能力,对危害的理解和表达,周围人的反映,以及记忆力、想象力、计算等初步形成。

## 3. 学龄前期儿童生长发育有哪些主要特点

学龄前期儿童指的是 2～6 岁,其特点是牙齿的增长:乳牙共 20 个,全部出齐不应该迟于 2 岁。学龄前儿童期,生长速度由婴儿期的高速度减慢下来,直到 4～6 岁时达到一个大致比较稳定的速度。4 岁时,身高平均年增加 6 厘米,体重平均年增加 2～4 千克。学龄前儿童在身高和体重方面的性别差异很小,但是 2 岁后的儿童,皮褶厚度表明女孩体内的脂肪组织比男孩多。儿童 6 岁后,这些脂肪组织的个体平均差异已经很显著。这个阶段也是以后发展到儿童期和成年期肥胖症危险的关键时期。脂肪生长开始得越早,肥胖症的危险越大,应该密切监视。在此期,儿童头围仍然是一个重要的生长指标,从 1 岁到 2 岁,头围平均增加 5 厘米,但是儿童到了 3 岁,每年的平均增加值降至 1 厘米以下。儿童到 6 岁时,大脑质量是出生时的 3 倍以上。

## 4. 儿童期生长发育有哪些主要特点

儿童期是指 7～10 岁,这个时期的特点:牙齿 6～7 个乳牙脱落,代之生长的是恒牙。对大多数孩子来说,儿童期是体格生长持续稳定的阶段,也为青春期的生长发育做好了准备。男孩和女孩身高平均每年增长 5～6 厘米。7 岁时,男孩体重大约增加 2 千克,但是在 10 岁左右,平均增长速度增加到约 4 千克。女孩在这个时期的身高和体重的年增长一般比同龄男孩稍稍多一些,表现出青少年期开始在体格上的性别差异。7 岁时,男孩比同龄女孩平均高约 2 厘米,但体重的差异很小。到 10 岁时,女孩比同龄男孩平均高约 1 厘米,体重约重 1 千克。在这个阶段,身体其他部位也开始出现性别差异。最明显的差异是身体脂肪组织的厚度。到

10 岁时,女孩皮下脂肪组织的厚度比同龄男孩要厚约 25%。在这个时期,身体的形状和比例开始发生变化,这是骨骼差异性生长的结果。例如,在童年阶段腿比躯干的生长速度快。到 10 岁时躯干仅占总身高的 45% 左右。

## 5. 青少年期生长发育有哪些主要特点

青少年期指的是 11～18 岁,成为成年人之前的最后一个阶段,这是一个不容易界定的阶段。青少年期开始于青春期之前,跨越数年,直到生长和成熟基本完成,此时女孩 16～18 岁,男孩18～20 岁。青春期是一个变化很大的阶段。女孩的青春期通过月经的开始(称为月经初潮)而容易分辨,男孩有可能是首次遗精为特征,比女孩月经初潮晚 1 年半。

(1)11～14 岁女孩和男孩之间身体的性别差异变大,这是因为女孩的青春期比男孩早到达。一般情况下,女孩平均比男孩早 2 年到达青春期。然而,同一性别的正常儿童到达青春期也有一个年龄范围。正常女孩到达青春期早至 7.5 岁,晚至 14.5 岁;正常男孩到达青春期早至 9.5 岁,晚至 15 岁。

(2)由一个儿童的身体发育成一个成年人的身体生理变化。此期体格和躯干与头的比例最后一次增长,第二性征的发育(阴毛、外阴生殖器和乳房的生长)和性生殖能力的发育。在 11～14 岁,多数女孩都处在青春生长的进发期,并比同龄男孩高。这些女孩也会比男孩更早停止生长。男孩平均比女孩晚 2 年进入他们的青少年期生长进发期。结果是男孩的身高有 2 年额外的青春期前的生长时间。此外,男孩青少年期生长进发期比女孩持续的时间更长,因此生长量大。对于男孩平均的峰值身高增加速度(青少年期生长进发期身高生长的最大速度)是 9.5～10.3 厘米/年;而对于女孩,最大速度是 8.4～9.0 厘米/年。这些生长中的性别差异造成男性比女性的平均体格要大。

（3）从一个儿童变成一个成年人的生理过程是由中枢神经系统控制的，它调节内分泌腺的活性，血液中性激素的浓度变高，男孩和女孩都产生雄激素和雌激素，但是产生的量显著不同。雌激素加速生长着的骨骺板的闭合和脂肪组织的沉积，雄激素加速肌肉生长，并且由于男孩体内雄激素水平高，沉积了更多肌肉和瘦体质，雄激素、雌激素和几种促雄激素还负责第二性征的发育。①对于男孩，青春期的第一个标志是睾丸和阴囊增大。约1年后，身高开始加速生长，紧接着阴茎开始生长。睾丸生长后不久就出现阴毛。②对于女孩，青春期出现的第一个特征是胸蕾。随着乳房的发育，子宫和阴道也开始发育。女孩一般在乳房和子宫开始发育约2年后，开始出现月经。女孩一般在乳房开始发育的同时出现阴毛。

（4）青少年期，男孩比女孩的肌肉组织生长得更多，但是女孩身体内的脂肪量比男孩增加得多。整个青春期，第二性征伴随着性的成熟一同发育。伴随这些变化同时发生的是身体能力和行动能力的增长。

## 6. 何谓身体组织的生长

肌肉、脂肪组织和骨骼是身体的基本组织，它们在生长期发生最大的变化。现在这些组织可以进行量化以提供瘦体质量、总体脂和骨骼矿物质的评估，越来越多的有关儿童身体成分的文献，而在10年前，并没有这方面的文献。在生长过程中可以看到在身体成分上明显的变化和性别差异。

## 7. 何谓瘦体质量的生长

瘦体质量（LBM），主要是肌肉组织、内部器官和骨骼。瘦体质量的生长主要取决于肌肉的增加。肌肉组织是身体最大的单一组织成分。出生时，体重的 25% 是肌肉，但是到了成年，肌肉达到体重的 50%。肌肉组织的主要成分是水。瘦体质量与身高呈正相关，即高个子儿童的瘦体质量比相同成熟水平的矮个子儿童多。儿童时期男孩和女孩以相似的速度增加瘦体质量，直到 13～14 岁时两者之间大致相等。女孩的瘦体质量持续生长到青春期，但是在 15 岁左右停止。13 岁后男孩的瘦体质量开始增长得非常快，在青春后期达到最大增长速度。男孩瘦体质量生长的总时间是女孩 2 倍，结果男孩的瘦体质量是女孩的几倍。

## 8. 体脂生长有何意义

身体脂肪有两个重要的功能：以脂肪组织的形式储存能量和在细胞膜上充当结构成分。储存的脂肪主要是皮下脂肪，它包含了身体脂肪的大部分。剩余的脂肪沉积在内部器官周围和身体的内脏部分。内部的脂肪组织不易测量。内部脂肪组织的过度增长主要发生在成年期。但现在肥胖儿童数量和肥胖程度增加，其结果是，许多肥胖儿童表现出心血管疾病（如高血压和动脉硬化）的迹象，而这类疾病是被认为只会在成年人身上看到的。

皮下脂肪的分布和数量是有性别差异的。女孩比男孩有明显多的皮下脂肪组织，而且这个差异在青春期更大。

## 9. 骨骼生长的意义何在

骨骼中的骨有 3 种基本的类型：长骨、圆骨(或不规则骨)和扁骨。长骨位于手臂和腿；圆骨(或不规则骨)包括手腕的腕骨、脚踝的跗骨和脊椎骨；扁骨主要是头盖骨的拱顶部分和骨盆骨。腿的长骨和脊椎骨是身高生长的主要部位。骨骼是身体的钙库，骨骼生长是对这个钙库的建设。那些只具有低的钙储备而停止生长的男孩和女孩，其患骨质疏松症的危险性会增加，这对于儿童很重要。过去，儿童骨中的钙或骨密度是不可能测定的。随着双能量X 射线吸收仪(DXA)的广泛应用，现在可以做到了，已经有了少量有关多个年龄段儿童的骨矿物质含量和密度的文献数据。这些资料和 DXA 的使用及钙的补充，为监测骨骼的生长及骨钙含量提供了手段。这个信息可以帮助摄入钙量较低的儿童获得他们的骨峰值，降低未来骨质疏松症的发生率。

## 10. 评估孩子生长发育有何意义

生长发育是儿童的基本特征，生长指标是评估儿童健康水平和营养状况的重要依据。由于生长是受先天遗传和后天环境因素综合影响的复杂过程，每个人的高矮、胖瘦、生长速度和成熟程度等都不相同，并且不同年龄阶段也有不同的发育特点，如果家长了解一些有关知识并会使用，一定会有利于提高他们的科学育儿水平。20 世纪 70 年代以来，联合国儿童基金会和世界卫生组织为发展中国家的儿童生存与发展提出建议，20 世纪 80 年代以来，已成为我国儿童系统保健的一种新方法。对个体儿童的生长发育监测与评估，其目的是早期发现生长迟缓，以便及时分析原因采取干预措施，促进健康成长。家长的亲自参与并及早发现儿童生长不良的现象,积极向保健人员咨询,就能得到早期干预。

## 11. 在家如何准确测量孩子的生长

(1)测体重:新生儿及婴儿最好用磅秤,在测量前,婴儿宝宝应先排出大小便,然后脱去鞋袜、帽子和衣裤,穿短衫裤。婴儿应卧于秤盘中,较大的小儿可蹲在秤台中央测重,测量时要注意保暖。

(2)量身高:可用家中常用软尺测量。①3岁以下小儿采用卧位测量。给宝宝脱去鞋袜,面部向上,两耳在同一水平线上。可以将小儿头部顶到床头,一位家长一手扶正头部,一手按住两膝,使双下肢互相接触并贴紧床板,由另一家长从头顶量至足跟。②3岁以上小儿和青少年量身高,可将软尺钉在是平地的立柱上。测量时被测者脱去鞋袜、帽子和衣服,仅穿背心和短裤,取立正姿势,两臂自然下垂,脚跟靠拢,脚尖分开,脚跟、臀部和两肩胛角几个点同时贴紧立柱上的软尺。

(3)测头围:家长立于宝宝的前方,用拇指将软尺零点固定于宝宝头部齐眉弓上缘处,软尺从头部一侧经过耳郭上缘、后脑勺枕骨最高处,再经过另一侧耳郭上缘,绕头一圈,量时软尺要紧贴头皮,左右对称。

(4)测胸围:家长立于宝宝前方,用左手拇指将软尺零点固定于被测者胸前乳头下缘,右手拉软尺使其绕过后背两肩胛下角的下缘,经左侧回到零点,读数时取平静时呼气、吸气的中间读数。

(5)量臂围:先让宝宝上肢放松下垂,在上臂最粗处测量,围绕一圈后读数值。测量时软尺只须贴皮肤即可,勿压迫皮下组织。

(6)测前囟:测前囟斜径(囟门两侧对边中点连线)。在3个月以下的小婴儿枕部有较小后囟,用手轻压可估计大小。

(7)测听力:对3个月内宝宝,家长可在其旁侧,摇铃看是否有反应;3个月后,妈妈在宝宝后面呼叫看其反应;宝宝7~8个月时,妈妈放些好听的音乐看其表情。

(8)测视力:出生 2~3 天的新生儿就可以测量视力,在孩子觉醒时,用一个乒乓球大小的红色圆球,家长手持红球,对着新生儿眼睛缓慢移动,正常孩子的眼睛能跟着红球移动。

## 12. 生长发育监测对个体儿童有哪些对照方法

一般通过定期测量身高、体重、头围的增加,可以得出生长速度的结论。现在已经有男孩和女孩的生长增长曲线图。3 岁以下儿童有身高、体重、头围的生长增长曲线图。大一些的儿童有身高、体重的生长增长曲线图。利用增长曲线有助于确定儿童生长率并可与同龄的正常儿童比较是否正常。因为增长曲线是根据一群健康儿童生长增长的分布绘制而成的曲线图。

(1)生长曲线图:是将儿童的生长数据做在纵坐标上,以年龄为横坐标绘制成的曲线图。其优点是能直观、快速地了解儿童的生长情况,通过连续追踪观察可以清楚地看到生长的趋势和变化情况。生长曲线图特别适用于临床医生及儿保医生,帮助他们通过目测就能直观、快速地评估小儿的生长发育状况。

(2)百分位法:是把体重的千克数、身高的厘米数,按大小顺序排起来,求出某个百分位上的数值,一般采用 P-50 相当于平均值(X),P3-P97 包括了 94% 的人数,相当于均值 ±2 标准差(SD)。

(3)离差法:是以平均值加减标准差的方法来表示。测量值应从营养良好的人群中选出,每个年龄和性别分组的人群不能少于200 人,X±1SD 包括人群的 68%,X±2SD 包括人群的 95%,X±3SD 包括样本的 99.7%,一般以 X±2SD 为正常范围,X±2SD。

# 四、药物的基础知识

## 1. 小儿给药途径有哪些

（1）全身给药途径：①口服。通常是最简单、最方便、最安全的给药方式（误服时便于救治），也是最经济的给药方式。多数药物在胃肠道吸收良好，药物吸收的速率和程度与药物的理化特性（如亲水性、亲脂性）、剂型（如片剂、胶囊、口服液、缓释剂或赋形剂）、生理环境（如胃内的酸碱度和肠壁代谢物）等多种因素有关。任何导致上述特性改变的因素，如饮食、生活方式、年龄、健康状态，都会影响药物吸收。除了口服，舌下、口颊含服或直肠等消化道给药途径外，全身给药还有胃肠外途径。②静脉。是将药物直接输送入血，药物流入心脏进而进入全身循环。静脉途径不经过胃肠道吸收的过程，有利于快速调整剂量以达到药物效应。③动脉。临床上不如静脉给药常用，但在输送高浓度药物到某一特定靶位时颇具优势，如化疗药物治疗某一肿瘤。④皮下。是将药物注入皮下组织然后吸收入血。皮下给药通常吸收迅速，吸收速度与给药部位有关。⑤肌内注射。其吸收迅速，而且为混悬液剂及油剂一类的缓释剂提供了给药途径。⑥吸入。是最为快速的给药途径之一。因为肺表面积大、血管密度高。⑦其他途径。包括腹腔给药和经皮给药。

（2）局部给药途径：①直接与皮肤或黏膜接触的局部给药途径，目的是为了获得局部的药物作用，这种方式通常不会引起药物和营养物质及食物的相互作用。然而,如果皮肤破损(如严重擦伤和烧伤)或者形成跨黏膜通道,药物不仅仅停留于给药局部,而成为类似于全身给药。直接通过眼、耳、脊髓(硬膜外或鞘内给药)、大脑(脑室内给药)给药,通常不受明显的营养物质和食物相互作用。

## 2. 影响药物分布的因素有哪些

药物的体内分布受多种因素影响。药物自身的物理和化学特性是一方面的因素;另一方面是与机体的生理状态相关,如血浆蛋白浓度、血-脑屏障、膜屏障或靶组织的脂质含量、心排血量、靶组织或其他组织毛细血管通透性,以及多种其他因素相关。这些状态多受年龄、疾病或其他因素影响。

## 3. 药物与血浆蛋白结合有何重要性

无论药物或营养物质一旦进入血液后,都将和血浆蛋白结合,其结合程度与药物的理化性质相关。此外,药物或营养物质必须通过一些生物屏障才能到达最终的作用部位。由于血浆蛋白结合是可逆和可竞争性的,而且总的结合容量有限,故而血浆蛋白结合也是药物与营养物质和食物相互作用的一个潜在环节。每种药物都不同程度地与蛋白质结合,蛋白结合率高的药物容易与其他血浆蛋白同一位点相结合的营养物质产生相互作用。这是因为血浆蛋白结合是可饱和的,而且对同一位点有亲和力的所有物质间可发生竞争性结合。药物从"结合"到"游离"的转变能导致其效应强度和持续时间的明显改变。

## 4. 什么是药物的首过效应

药物首次通过门脉循环进入肝脏,然后再进入全身循环,在这个过程中,对药物分布产生特殊影响为首过效应。静脉给药无首过效应,口服给药的首过效应最高。肝脏是人体的化工厂,小儿肝脏相对比成年人大。门脉在肝脏的入口处,门脉的两端都是毛细血管,一端汇集了胃小肠的静脉,一端进入肝脏。这种胃小肠静脉回流系统与其他器官的静脉回流系统不同,所以胃和小肠对药物效应有影响。多数器官的静脉直接回流至心脏,而胃肠道静脉系统则输送血液至门脉循环。门脉循环输送血液至肝脏(肝静脉系统再输送血液至心脏)。由于肝脏是药物转化和相互作用发生的部位,因而胃肠道静脉系统的这一特点具有重要临床意义。肝脏内的生物转化是非常广泛的,一些常用药物的母体物质99%以上在肝脏转化。在某些情况下,这种转化导致无活性的母体物质(前药)转变成有活性代谢物;肝功能变化或者其他药物、营养物质或食物成分对肝脏药物代谢酶的影响,均有可能影响药物的生物转化。

## 5. 何谓血-脑屏障

许多药物因其理化特性的限制较难进入大脑。血-脑屏障起着非常重要的作用。所谓血-脑屏障是指介于血循环与脑实质之间的一层组织结构,可以阻止某些物质由血液进入脑组织或有选择性地进入脑组织,以保持脑组织的正常生理状态,具有十分重要的生物学意义,小儿的血-脑屏障较成人低。一般而言,血-脑屏障可限制大分子和亲水性或疏水性太高的物质通过。营养物质和其他必需物质可主动转运通过血-脑屏障。血-脑屏障的通透性受年龄、疾病,以及包括营养状态在内的多种因素的影响。血浆蛋白结合率也是影响因素之一,因为与血浆蛋白结合高的药物更难通过血-脑屏障,因而发生在血浆蛋白结合水平的药物相互作用也可影响血-脑屏障的通过率。

## 6. 药物是怎样进入生物膜的

生物膜是含有脂质双层、胆固醇、蛋白质和其他成分的基质。药物的跨膜转运受特定膜的组成影响。

(1)简单扩散:如果药物具有足够的脂溶性,则能顺浓度梯度扩散(不需能量,因而扩散是被动的)。对于弱酸(HA)性和弱碱(BH)性药物而言,非离子化形式的脂溶性更高。药物的简单扩散取决于扩散系数(D)、表面积(A)和药物浓度(C)。此种形式更利于非离子型药物分子的跨膜转运。因而,弱酸性药物(如阿司匹林)在 pH 值较低的胃液中比弱碱性药物更易吸收,但表面积大的小肠吸收总量更大。相反,弱碱性药物在小肠更易吸收(pH 值较高),肾内酸性环境有利于弱碱性药物的排泄。

(2)膜孔扩散:某些血管床毛细血管有允许小分子物质透过的孔道。通过这些孔道进行的跨膜转运称为膜孔扩散。

(3)主动转运:这是一种逆浓度梯度的药物跨膜转运方式。通常需要生化反应(如由 $Na^+/K^+$ 泵 ATP 酶催化的 ATP 向 cAMP 的转化反应)供给能量,可以逆浓度梯度转运。

(4)内吞:某些药物或营养物质可通过形成凹陷(pit),凹或形成囊泡而内吞的方式来完成,如蔗糖和胰岛素可通过这种方式进入细胞内。

## 7. 影响药物代谢的因素有哪些

　　药物进入体内,首先是吸收的速度和吸收程度,但是影响药物吸收速率和程度的因素很多,产品剂型、药物的溶解性、剂量和给药途径也对吸收有影响。由于药物吸收过程中有许多屏障,最终进入人体的总量通常小于给药量。

　　(1)遗传因素、药物或营养物质的化学特性,决定该物质对各种代谢反应的敏感性。

　　(2)给药途径、剂量和饮食,也能影响结合反应。

　　(3)年龄和疾病,可影响肝功能,进而可影响药物代谢。

## 8. 药物是怎样被代谢的

　　(1)药物常在机体的多个部位通过多种生化反应代谢为其他物质。几乎所有的组织都能代谢药物,但肝脏、胃肠道和肺是人体内多数药物代谢的主要部位。肝脏是药物代谢最主要的器官,首先,肝脏在门脉循环中处于极为重要的位置;其次,肝脏含有能代谢外来物质所需的多种酶。药物代谢发生的生物化学反应类型包括:①氧化反应。人体细胞的微粒体内含有能催化氧化反应的酶家族,这一家族的主要成员包括细胞色素 P450(CYP)还原酶和P450 的多种同工酶。多数药物和营养物质通过 P450 酶家族代谢,由于酶的可饱和性,且其活性可被诱导或抑制,故有可能发生药物与营养物质间的相互作用。②还原反应。还原反应(加氢或去氧)可在肝脏和其他细胞的微粒体或非微粒体部位进行。现有药物中,还原代谢不如氧化代谢常见。③水解反应。水解反应可在全身各部位包括血浆中进行。微粒体外水解酶包括酯酶、肽酶和酰胺酶等。④结合反应。药物或营养物质与内源性物质的耦联足以改变其生物活性。结合也常导致药物或营养物质的水溶性增加,进而减少其通过肾小管的重吸收,提高尿中排出率。药物或营养物质与葡萄糖的结合(葡萄糖醛酸结合)是人体中最常见的结合反应。

(2)代谢次序:药物或营养物质通常有次序地通过几种生物转化反应代谢,使几种或许多代谢产物产生和消除,每一种都有其自身的药物动力学和药效学特点。

# 9. 药物是怎样被消除的

人体内药物消除的主要部位是肾脏,消除的程度和速率受多种因素影响。酶诱导、尿量增加或尿液的 pH 值改变均可加速药物消除,肾功能不全时 pH 值改变和其他因素可能减弱药物的消除。如果药物或营养物质的吸收与分布速率大于消除速率时,将在体内产生蓄积。

(1)消除途径:人体内多数药物消除的最常见途径是经肾排泄,其他消除途径包括肺(尤其是气体麻醉药)、粪便、汗液、唾液、血液流失、呕吐、乳汁等。

(2)消除和清除率:大多数药物每经历一个半衰期(t1/2)即每个半衰期所消除的药物比率相同。单位时间内因消除如代谢和(或)排泄而被排净的药物所占腔室(如血液)的体积,称为清除率。在任何情况下,半衰期都是药物和患者机体功能状态相关的代谢反映。

# 10. 什么是生物利用度与药物效应动力学

(1)生物利用度:是指药物从制剂中被吸收进入体循环的相对分量及速度。一般用吸收百分率或分数表示,一种药物必须在其作用靶点达到足够的浓度,才能发生效应。

(2)药物效应动力学:是指药物对生物组织的作用,其作用机制涉及生理过程的改变或者相互作用。在有些情况下,药物作用靶点是外源性的(如细菌、病毒)或体内变异的对象(如肿瘤细胞);在另一些情况下,药物作用靶点是生理组织的一部分(如酶或受体)。与其他药物或营养物质的作用机制相同或相反时可能导致相互作用。药物效应可通过专业的量-效曲线进行量化与评估。

从最广泛的意义上讲,药物作用机制可分为四大类以达到药物的效应:①杀灭入侵的有机体(即抗菌与抗病毒药)。②杀灭变异的细胞(多为抗肿瘤药)。③酸中和(抗酸药物)。④改变体内生理过程。

## 11. 何谓受体和受体的作用

(1)受体:是指糖蛋白或脂蛋白构成的生物大分子,存在于细胞膜、胞浆或细胞核内。不同的受体有特异的结构和构型。在细胞通讯中,由信号传导细胞送出的信号分子必须被靶细胞接收才能触发靶细胞的应答,接收信息的分子称为受体,此时的信号分子被称为配体。受体常被比作电灯电源开关。

(2)受体的作用:多数药物与细胞的大分子成分相互作用,从而启动引起药物效应的一系列反应。其作用包括:①药物的效应强度。与其所占领的受体数目相关,该理论认为,特定分子与受体结合(形成弱的分子间化学键)后激活受体,药物-受体复合物的形成常常是可逆的。②激动剂与拮抗剂。与受体结合的化学物质常具有特定的亲和力。有亲和力和内在活性的物质称为激动剂,有亲和力但无内在活性的物质则称为拮抗剂。拮抗剂可竞争性或非竞争性抑制激动剂与受体的结合。在体内,受体可介导神经递质、激素、多肽等内源性激动剂的效应。所以,拮抗剂虽然没有内在活性,但可以通过减弱内源性激动剂的信号而产生生物效应。③信号传递的精确性。受体的主要功能之一是在神经元和其他细胞间提供精准的通讯,即锁和钥匙模式。④受体的上调和下调。受体数目与年龄、健康状况及机体的其他状况相关。此外,激动剂或拮抗剂的反复作用也可改变受体的数目。受体数目的变化常可被理解为机体为对抗激动剂或拮抗剂的作用而回复稳态的适应性调节。更为持久的受体数目的改变常因药物在基因水平的作用所致。⑤信号转导。广义上,转导机制可分成两大类:一类为离子型,受体的激活直接导致离子内流(这类受体常组成离子通道);另一类为代谢型,受体的激活启动一系列的第二信使而致介导效应。

## 12. 何谓药物代谢动力学

药物代谢动力学是研究体内药物的量(浓度)及其代谢物随时间变化的动态规律,阐明药物在体内的位置、数量和时间关系的一门科学。其动态变化受到药物吸收、分布、转化、排泄过程的支配。药物代谢动力学的参数,能够帮助医生制定合理的治疗方案,使血药浓度保持在安全有效的范围内,提高药物治疗效果,对估计药物不良反应,调整药物剂量,都具有重大意义。

## 13. 何谓药物峰浓度及稳态血药浓度

(1)药物峰浓度:是指药物吸收后,血药浓度达到的最大值为峰值,峰值时间指给药后,血药浓度达到峰值浓度所需要的时间。

(2)稳态血药浓度:多数药物采用多次给药方法,后一次给药的血浓度往往超过前1次,逐渐积累,随着给药次数的增加,积累速率逐渐变慢,到一定次数后,血药浓度相对稳定在一个水平上,称稳态血药浓度。最低的血药浓度称为谷值浓度,最高的血药浓度称为峰值浓度。用药可以通过调整剂量和给药间隔时间,使血药浓度维持在一定水平上,达到治疗效果,防止中毒。

## 14. 何谓药物半衰期和药物清除率

(1)药物半衰期:半衰期是表示药物从体内消除半量(或者浓度减少 50%)所需要的时间,可以估计一次给药后某一时间内药物消除量与药物在体内的存留量。

(2)药物清除率:清除率指单位时间内有多少毫升血中药物被清除,按清除途径不同而有肾清除率、肝清除率两种,两者总和为血浆清除率,各种清除途径之和为总清除率,通常说的清除率就是指总清除率。

## 15. 何谓细胞色素 P450 酶

细胞色素 P450 酶是参与多种药物及其化学物质生物转化的一类血红蛋白的家族,目前共发现 57 个有功能的人体细胞色素 P450 酶基因,包括 CYP3A、CYP2C9、CYP2D6 等。在人体的药物代谢中发挥重要作用,但经常用来做实验的是 CYP3A。许多具有不同化学结构,以及不同药理作用的药物都是这个家族中的底物。这种家族中的酶又极易被调控,即诱导或抑制。另外,这个家族中的一些酶在人的肝脏、胃肠道、肾脏、肺、胰腺也都有。

## 16. 何谓人体 P-糖蛋白

P-糖蛋白是一种药物的运转蛋白,在很多正常细胞中表达,如肝脏、肠、肾脏有内脏病变的上皮细胞中都有,是转运药物和其他化学物质进入消化道、胆汁和管腔的运转蛋白。体外研究一些具有不同化学结构和药物作用的药物是 P-糖蛋白的部分底物、诱导物、抑制物,如红霉素、环孢菌素、利福平等。

## 17. 何谓底物

底物,是参与生化反应、经酶作用和催化形成的化合物,特定的底物会在特定的酶作用下合成或分解。儿科常用人 CYP3A 的底物有阿普唑仑、布地奈德、环孢菌素 A、右美沙芬、红霉素、异环磷酰胺、洛伐他汀、硝苯地平、奎尼丁、辛伐他汀、长春新碱。

## 18. 为什么要读药品说明书

患者在医院或药店拿到药品后,一定要读一下药品说明书。因为药品说明书是载明药品重要信息的法定文件,是选用药品的指南。新药审批后的说明书,不得自行修改。药品说明书的内容应包括药品的品名、规格、生产企业、药品批准文号、产品批号、有效期、主要成分、适应证或功能主治、用法、用量、禁忌、不良反应和注意事项,中药制剂说明书还应包括主要药味(成分)性状、药理作用、贮藏等。药品说明书能提供用药信息,是医务人员、患者了解药品的重要途径。说明书的规范程度与医疗质量密切相关。

## 19. 药品批准文号有哪些标志

批准文号是药品生产合法的标志。如国药准字 H * * * * * * 号,"H"是代表化学药品,"Z"是代表中药,"B"是保健品,"S"是生物制品,"J"是进口药品等。

药品批号的含义:即生产单位在生产过程中,将同一次投料、同一次生产工艺所生产的药品。用同一个批号来表示。批号表示生产日期和批次,如 201103052 即是 2011 年 3 月 5 日第二批生产的。最后建议大家应在医师指导下购药,特别是抗菌素类及处方药,一定不能随意选购。

## 20. 如何理解药品的用法用量

药品用法用量是阅读药品说明书的重点。"用法"是根据药品的剂型与特性,注明口服、注射、饭前或饭后、外用及每日用药次数等,"用量"一般指体型正常成年人的用药剂量,包括每次用药剂量及每日最大用量。其中 1g(克)= 1 000mg(毫克),如 0.25g = 250mg。儿童是按千克体重计算,老年人因为吸收、排泄等生理功能有所降低,所以最好用成年人的 3/4 量。

药品说明书在"用法与用量"后,常用"或遵医嘱"字样。一是因为说明书上的剂量是常用剂量,但由于患者病情、体质及对药物的敏感程度不同,用量也就不同,医生可根据具体情况具体处理;二是因为药物作用的性质与剂量有关。

## 21. 什么是药品禁忌和慎用

(1)药品禁忌:是指绝对不能用的药品。例如,对青霉素过敏的患者是绝对不能用青霉素的,否则会危及生命;禁止特定人群使用,如吗啡能抑制呼吸中枢,支气管哮喘和肺心病患者应禁用;氨基糖苷类对神经系统和肾脏有一定毒性作用,故患有耳鸣疾病及肾功能障碍的患者应忌用。

(2)药品慎用:是指可以用,但必须慎重考虑,权衡利弊,在利大于弊的情况下方可使用,并须密切观察是否有不良反应,以便及时采取措施,最好是在医师指导下用药。小儿、老年人、孕妇,以及心、肝、肾功能不全者,往往被列入慎用范围,所以在用药时要注意观察有无不良反应,一旦发现问题,必须立即停药。

## 22. 什么是药品缓释与控释

缓释药品和控释药品通称为"长效制剂",但两者是有区别的。缓释药品是通过适当的方法,使药物在体内缓慢的释放、吸收、分布和排泄,以达到延缓药物在体内作用时间的目的。控释药品是通过控释衣膜,并以"等速""定时""定量"的释放,使药物在血液中维持较恒定的浓度。应注意的是长效药一定不能掰开服用。

## 23. 药品生产日期有何意义

生产日期,是指某种药品完成所有生产工艺的日期。用数字来表示,前4位代表生产年份,中间两位代表月,后两位代表日,如20110305即是2011年3月5日生产的。生产日期与有效期是相关的,如以上药品的有效期是3年,即该药品只能用到2014年3月4日,过期则失效。失效的药品一定不能再用。

## 24. 小儿家长应阅读药品说明书的哪些内容

(1)通用名和商品名:正规的药品说明书都有药品的通用名、商品名、英文名、化学名(其中非处方药无化学名)。使用者一般只要能清楚药品的通用名就知道是什么药了,通用名就是这个药叫什么名字,代表了药品的主要成分原材料,是正式名称,全世界都通用的名称。一种药只有一个通用名(即国家规定的法定名),它不像"商品名",一个药可以有许多名称,应认准"通用名",防止因为商品名的不同,误认为是两种不同的药品,买重复了或者重复服用了一种药品。商品名是不同生产厂家给药品起的名字,即不同生产厂家有不同的药品名称,如同一药品你想买哪个厂家的就要同时认准"商品名"。

（2）药品的剂型：如片剂、糖浆、干糖浆、胶囊等。小儿一般服用糖浆或干糖浆。如果你买了片剂，认为研碎就可以服用了，实际上有些药品是不能研碎的，因为研碎了就会破坏药物的作用。

（3）药品性状：要注意药品的性状是否和药品说明书上一致，防止有些过期药、变质药品。

（4）适应证：对于使用非处方药的家长，要能够自我判断自己孩子的疾病是否与适应证相符，对症下药。自购药品，一定要适应孩子的症状和疾病，可在药师的帮助下选择购买。

（5）药品规格：是为了给孩子计算药物用量的重要项目，如100毫克/包，孩子如果需要150毫克的药物，就要服用一包半。

（6）用法和用量：注意这个项目，是因为一般说明书都用成人的标准用量，有的说明书有"儿童用药"，但是有些说明书写着"没有儿童用药经验"，你就要在医生指导下服用。儿童用药必须准确折算后再服用，用法用量涉及到治疗的成功和失败，一定要准确应用。还要了解药物的用法，如饭前、饭后、睡前服用，1日1次或3次，是口服、外用还是注射都必须仔细看清楚。

（7）药物的相互作用：根据具体情况，选择阅读即可，不必对所有药物的相互作用都读懂。比如：孩子正在服用"卡马西平"，你只需要看清有关"卡马西平"和孩子当前就要服用的药品之间相互作用的内容即可。

（8）特别注意事项：在阅读说明书时，对禁忌证、不良反应、注意事项等一定要重视。其中的不良有反应发生率要认清是非常常见、常见、不常见、罕见等有助于对该药的应用。如有不明之处，应向药师或医师咨询。药品说明书上特别标明的内容，如幼儿、老年人及孕妇等特殊人群的用药，须严格遵守。

（9）其他内容：要注意药品的生产日期、保质期、贮存及批准文号，别把保健品或食品当成药品。

# 五、药物与营养的相互作用

## 1. 药物为什么对营养素有影响

(1)药物对营养素吸收的影响:药物可引起肠黏膜细胞破坏,从而影响营养素吸收,营养素损失受细胞损伤部位、范围及时间长短的影响。药物可对营养素转运机制进行选择性干扰。药物可破坏胰外分泌功能,胰酶产生或释放减少,并可引起脂肪、蛋白质及淀粉消化不良。有些药物能吸附或干扰胆盐生理活性,使脂肪及脂溶性维生素在肠吸收不良。胆盐是作为脂肪和脂溶性维生素吸收的必需要素。

(2)药物对营养素分布及排泄的影响:血浆蛋白或组织结合部位营养素置换也受某些药物影响。药物与营养素形成复合物,可置换与蛋白质结合的营养素,使其从结合部位解离,或与其产生化合作用;药物与微量元素,如锌或铜形成螯合物;核糖侧链形成复合物等。这些药物与营养素相互作用结果是促使受影响的营养素以游离形式,或与药物生成复合物形式由肾排出。以上任何情况,都可发生营养素不足。

(3)药物对酶的影响:药物抑制辅酶的酶系统,干扰活性维生素生理功能。某些结构不同的药物可激活微粒体药物代谢酶的活性,也可以促进脂溶性或某些水溶性维生素的分解代谢,导致体内贮存下降。

## 2. 药物如何影响营养的吸收

(1)一些药物对营养素的吸收有阻碍作用,其作用方式包括药物对肠道内营养素的直接作用;改变胃肠功能如胃肠内 pH 值、胆酸活性、胃肠道转运时间、肠道吸收机制、药源性肠炎等,如氢氧化铝可与膳食中的磷酸根结合,形成不溶性的磷酸铝而使磷不能被吸收。过度使用含铝的抗酸药可造成体内磷酸盐耗竭综合征。碳酸氢钠等抗酸药可升高胃肠内 pH 值,从而影响膳食中非血红蛋白铁的吸收。抗酸药还不利于硫胺素的稳定,长期服用时易导致硫胺素缺乏。消胆胺和降胆宁可阻止胆汁酸在肠道的重吸收,促进胆固醇向胆汁酸转化,从而降低血液胆固醇含量。这些药物同时也降低胆汁酸的活性,因而会引起脂肪、脂溶性维生素、维生素 $B_{12}$ 及叶酸的吸收障碍。导泻药缩短食物在肠道内的停留时间,可影响糖类、蛋白质、钙、钾等营养素的消化吸收。而对氨基水杨酸等可阻碍维生素 $B_{12}$ 的肠道转运。大量应用广谱抗生素会破坏肠道中产生维生素 K 的正常菌群,使可吸收的维生素 K 减少,从而引起维生素 K 的缺乏。

(2)多数药物及营养素都在小肠吸收,这是两者相互作用的主要部位。因缺乏足够证据证实药物及营养素间存在主动转运过程中底物竞争作用,故不能认定药物引起的营养素吸收不良,但因药物及营养素吸收时相互竞争是有证据表明,药物可通过干扰运载系统而抑制营养素吸收,特别是所需钠的利用,降低了许多营养素的转运。

## 3. 药物对食欲有何影响

食欲的好坏会直接影响营养情况,特别是长期食欲不好,食物的需要程度都和食欲有关;但食欲的调控机制非常复杂,色、香、味的感觉,体内的去甲肾上腺素、阿片样肽、胰腺多肽、生长激素释放因子、γ-氨基丁酸等,均能刺激食欲增进,而多巴胺、肾上腺素、5-羟色胺、神经紧张素、降钙素、促肾上腺皮质激素释放因子、缩胆囊肽、生长激素释放抑制因子、高血糖素等能抑制食欲。儿科常用的阿奇霉素对孩子的食欲就有影响。

## 4. 药物可引起哪些营养状态改变

(1)体重的增加:用于治疗的药物因其不良反应可导致体重的增加。抗精神病药物是一类报道最多的增加体重的药物,增加体重的抗精神病药物主要包括氯丙嗪、氯氮平、奥氮平、丙戊酸盐类、锂制剂、阿米替林、丙米嗪及米氮平,还有多种抗精神病药物和抗抑郁药物具有增加体重的不良反应。

儿童增加体重不良反应的药物主要是糖皮质激素类药物如泼尼松,治疗肾病综合征的常用药物。由于长期超生理剂量服用激素对机体的影响,如脂肪代谢紊乱,表现为肥胖,体脂分布异常,库欣貌;因蛋白质分解代谢加强,出现负氮平衡,肌肉萎缩无力,伤口愈合不良。糖代谢紊乱引起高血糖和糖尿病,因水电解质紊乱发生水钠潴留、高血压,钙磷代谢紊乱可发生高尿钙及骨质稀疏。

(2)体重减轻:药物相关的体重减轻多数由中枢神经系统药物引起。虽然具有厌食性质的药物可应用于降低肥胖患者的体重,但多次使用将带来不希望见到的不良反应。对患有缺陷紊乱而接受药物治疗的儿童除体重减轻之外,也可以出现轻微的生长迟缓,常见药物包括苯丙胺、咖啡因、右旋苯丙胺、哌甲酯和茶碱。具有厌食不良反应的药物还有抗组胺类,长期服用的患儿应该查明体重降低是否与药物有关,或者是否表示其他潜在疾病的症状。

## 5. 药物引起胃肠功能改变为何影响营养的吸收

胃肠道最主要的功能是给机体连续不断地提供充分的水、电解质和营养成分。由大脑传递到胃肠道的交感神经和副交感神经信号直接作用于内在神经系统。胃肠道神经递质受体是神经系统的重要活性物质,作用于这些神经递质的任何药物都能影响胃肠道的功能及营养状态。

(1)持续的、剧烈的呕吐会影响营养成分的吸收。呕吐是多数药物的不良反应。但是人们很少关心营养并发症。细胞毒性化疗药物是高度致吐的。儿科常用的化疗药物如环磷酰胺、柔红霉素、阿霉素、氮芥,用这些药物多半是消耗性疾病,营养不良及水电解质紊乱十分常见。

(2)增强胃肠动力或导致胃肠不适的药物可导致腹痛、抽筋或腹泻。像呕吐一样,如果这些不良反应是持续和剧烈的,将会改变营养成分的吸收。儿科常用红霉素琥珀酸酯和西沙必利,可引起胃肠道刺激;儿科常使用止泻药物,止泻药物使胃肠功能的减弱,用来治疗腹泻,可导致便秘和肠梗阻。

(3)抗胆碱药物通过阻断胃肠道副交感神经上乙酰胆碱受体结合位点,而减弱胃肠功能。常用的抗胆碱药物有阿托品、颠茄制剂、山莨菪碱、东莨菪碱和苯海拉明。儿科常用山莨菪碱、苯海拉明等。对便秘者应该停用上述药物或考虑替代疗法。

## 6. 药物对代谢有哪些影响

(1)高糖血症:药物引起患者代谢的改变可导致高糖血症。高血糖事件除增加患者发生高糖血症和糖尿病并发症的风险之外,还使糖尿病患者更难以控制血糖。曾经报道 $\beta$-肾上腺受体阻断药、皮质激素类药物通过抑制外周组织中葡萄糖利用、促进糖原异生、促进葡萄糖合成,引起高糖血症。糖皮质激素类药物同样可以引起小儿的高糖血症。引起高糖血症的其他常用药物还有生长激素、噻嗪(类)利尿药、蛋白酶抑制药、钙通道阻滞药、环孢素、苯妥英钠、甲状腺制剂和茶碱等。特别应指出的是,儿童1型糖尿病患儿胰岛素用量不足或中断胰岛素治疗,引起高糖血症极容易发生酮症酸中毒而危及小儿生命。

(2)低糖血症:引起低糖血症的最常见药物有胰岛素和磺脲类。儿童1型糖尿病的患儿不能根治,必须终身使用胰岛素,使用胰岛素一定要注意低糖血症的发生。因为低血糖对患儿危害更大。严重的低血糖非常危险,葡萄糖是脑惟一可以利用的能量来源,低血糖时脑组织容易损伤,可产生永久性脑功能障碍。研究发现,我国对1型糖尿病控制水平不好,主要是自我监察少。引起低糖血症的药物还有合成类固醇类、阿司匹林、血管紧张素转化酶抑制药、钙通道阻滞药、胰岛素样生长因子-1、水杨酸盐、四环素和华法林等。

(3)脂质改变:药物可以引起患者血脂的改变。合成类固醇类、β肾上腺受体阻断药、利尿药物、黄体酮、达那唑、免疫抑制药、蛋白酶抑制药、酶诱导抗惊厥药等对血脂产生不良作用。这些药物可以使总胆固醇、低密度脂蛋白升高。近年来常用的他汀类药物是典型的影响脂代谢的一大类药物。

(4)蛋白质作用:生长激素、促同化激素和胰岛素样生长因子-1,合成类固醇类药物,干预蛋白质合成。生长激素对蛋白质代谢的主要影响是不降解蛋白质,增加蛋白质合成。促同化激素具有改善人类免疫缺陷病毒/获得性免疫缺乏综合征、外伤和热损伤患者肌肉组织中的氮滞留和储存的作用。胰岛素样生长因子-1除具有在脂肪组织中抑制脂质降解的胰岛素样代谢作用外,还可以促进葡萄糖和氨基酸转运到肌肉组织中。糖皮质激素药物,包括吸入性糖皮质激素类,具有减慢儿童生长速度的作用,尤其是在大剂量和长期使用时。糖皮质激素除降低组织对生长激素的敏感性之外还减少生长激素的分泌。

(5)药物引起营养成分的缺失:患者营养状态的改变并不是药物的直接结果,但是一种营养成分的不足可能是由药物引起的。多种药物都可以诱导电解质、矿物质和维生素缺乏。

# 7. 药物对食物中水溶性维生素有何影响

水溶性维生素包括维生素 C 和 B 族维生素。如果药物使用不当,则可能对水溶性维生素在体内代谢产生很大影响。可用药物对细胞破坏来解释。当药物损伤肠上皮时,吸收能力降低,但不意味着药物引起吸收不良而是对上皮细胞破坏所致。药物影响脂肪及脂溶性维生素吸收,主要是引起消化不良。泻药增加肠蠕动,可降低营养素吸收,但近来也有实验证明,泻药仅改变肠蠕动很少引起吸收不良。

(1)对维生素 $B_1$ 的影响:洋地黄中毒患者血清丙酮酸增加,表明患者对维生素 $B_1$ 需要量增加。大量药用维生素 C 会影响 B 族维生素的吸收。

(2)对维生素 $B_2$ 的影响:导致严重腹泻的药物可以降低维生素 $B_2$ 的吸收。

(3)对维生素 $B_6$ 的影响:影响维生素 $B_6$ 缺失的药物,如二甲双胍、苯乙双胍,抗结核药,对氨基水杨酸,胆酸消退药消胆胺,以及氯化钾、氨基糖苷类、头孢菌素类、利尿药、磺胺类等。

(4)对维生素 $B_{12}$ 的影响。引起维生素 $B_{12}$ 营养缺乏病的药物包括异烟肼、环丝氨酸及其他抗结核药物,降压药,肼屈嗪,金属螯合物青霉胺等。

(5)对叶酸的影响:10 种主要药物拮抗叶酸的吸收或增加叶

酸在体内的转换及损失,包括细胞毒素甲氨蝶呤、抗疟药乙氨嘧啶,抗惊厥药如苯妥英钠、苯巴比妥、扑米酮,以及利尿药氨苯蝶啶。已知影响叶酸利用的药物有口服避孕药、抗结核药环丝氨酸、抗炎症药如水杨酰偶氮磺胺嘧啶。

(6)对维生素 PP 的影响:异烟肼是维生素 $B_6$ 的拮抗药,影响色氨酸转变为维生素 PP,故可引起维生素 PP 缺乏病。6-巯基嘌呤及 5-氟尿嘧啶等抗代谢药物也可引起维生素 PP 缺乏病。

(7)对维生素 C 的影响:作为大剂量维生素 C 药片,可破坏食物中 B 族维生素,故建议不要在进餐时摄入大量维生素 C。维生素 C 在小肠很快吸收,组织饱和时由尿迅速排出。在垂体、肾上腺皮质、黄体、胸腺、肝、脑、卵巢、睾丸、甲状腺、胰、肾、白细胞及血小板中维生素 C 浓度较高,给促肾上腺皮质激素可致肾上腺含量下降,但对肾上腺类固醇合成并无不利影响,许多药物可致组织维生素 C 去饱和,包括酒精、食欲抑制剂、抗惊厥药及四环素,其中阿司匹林最重要,可使血小板维生素 C 含量降低。维生素 C 缺乏可致维生素 C 缺乏症。

## 8. 药物对食物中脂溶性维生素有何影响

脂溶性维生素包括维生素 A、维生素 D、维生素 E 和维生素 K。与水溶性维生素不同,脂溶性维生素在体内可以贮存,其吸收与饮食脂肪含量有关。某些药物对脂溶性维生素的吸收和代谢有影响,在使用这些药物进行治疗时,应注意用药的剂量和方式,避免可能发生不良后果。

(1)维生素 A:饮食中含维生素 A 及具有维生素 A 活性的胡萝卜素。维生素 A 天然存在形式是视黄醇。人类饮食中维生素 A90%是视黄醇酯,在乳及乳制品、肝、肾及鱼中含量较多,蛋中以游离视黄醇形式为主。β 胡萝卜素是最有价值的维生素 A 前体。

许多药物能影响维生素 A 吸收,矿物油能溶解胡萝卜素,并较少量溶解维生素 A,将胡萝卜素及维生素 A 从肠内随大便排出。新霉素抑制胰脂肪酶,使胆盐失活及损伤黏膜而降低维生素 A 吸收。消胆胺可吸附胆盐,可以减少维生素 A 吸收,其他损伤肠黏膜药物也有如此作用。饮食维生素 A 及前体充足时,即使上述药物影响胡萝卜素及维生素 A 吸收,也很少发生维生素 A 缺乏病。但在东南亚某些国家,饮食维生素 A 常不足,影响维生素 A 吸收的药物会造成维生素 A 缺乏,可发生严重后果。

(2)维生素 D:许多药物影响维生素 D 的吸收或代谢。例如,轻泻药、抗酸药、抗惊厥药及某些镇静药和苯乙哌啶酮、二磷酸盐及糖皮质激素,其中抗惊厥药、苯乙哌啶酮、氢氧化铝及轻泻药(如矿物油及酚酞)可以引起维生素 D 缺乏症,造成佝偻病或骨质软化症。维生素 D 及其衍生物对肠内钙吸收及骨正常矿物化有很大作用。儿童缺乏维生素 D 即可引起佝偻病,成年人则为骨质软化症。

药物通过许多途径引起维生素 D 缺乏,用于局部防紫外线物理、化学的屏障,可阻碍皮肤维生素 D 合成。胆酸结合的药物会导致来自饮食维生素 D 吸收减少。长期用大剂量糖皮质激素,会损害维生素 D 在肝内代谢,受药物刺激的肝微粒体酶活性,可受某些镇静药、抗惊厥药、肌肉松弛药及某些口服抗糖尿病药物的影响。已证明苯巴比妥、苯妥英钠、扑米酮及导眠能可加速维生素 D 降解,导致佝偻病或骨质软化症。有些药物可阻碍肾中生成 1,25-二羟胆钙化醇,从而引起骨质软化症。维生素 D 缺乏是否因药物引起,不仅决定于特殊或某类药物作用机制,且决定于剂量、摄入持续时间、皮肤阳光暴晒或人工紫外线照射的情况及饮食维生素 D 摄入和贮存等。

药物引起维生素 D 缺乏症原因及其诊断易被忽视。因大部分发生在服用抗惊厥药的患者。这类患者常因食欲欠佳,经常待在室内,易发生维生素 D 缺乏。

(3)维生素 E:有些药物有降脂作用,同时血清脂质含量降低,血清维生素 E 含量也下降。停药后又恢复到给药前水平。这些药物作用效果可解释为维生素 E 脂蛋白载体减少,使其可利用载体部位也相应减少。阿司匹林、糖皮质激素、利尿药等也会引起维生素 E 的缺失。

(4)维生素 K:维生素 K 的 3 种形式均为脂溶性,在胆盐促进下,维生素 K 以微团溶液形式被摄取。因抗凝药或维生素 K 缺乏造成血浆凝血酶原降低而出血。药物常引起低凝血酶原血症及血浆中其他具有活性需要维生素 K 的凝血因子水平下降。服用广谱抗生素抑制肠内微生物合成维生素 K。但除非维生素 K 摄入不足,不会对机体维生素 K 营养状况有不利影响。有些药物能减少维生素 K 吸收,特别是矿物油及消胆胺;双香豆素抗凝药是最常见引起维生素 K 缺乏的药物。阿司匹林、水杨酸能引起低凝血酶原血症并有出血倾向。作为药物大量服用维生素 E,也会引起维生素 K 缺乏。

## 9. 药物对食物中矿物质和微量元素有何影响

矿物质和微量元素是组成人体组织细胞基本成分。常量元素即矿物质在体内含量高,不易受药物因素影响;而微量元素需要量很少,较易发生不足或缺乏。特别是某些药物有吸附金属离子特性,使用时应注意。

(1)铁:①维生素 C 和铁的吸收。饮食中存在的肌醇六磷酸(一种食物添加剂)能够显著减少铁吸收。如果维生素 C 作为药物使用,能够抑制肌醇六磷酸与铁的螯合,同时将铁还原成二价铁,使之更容易吸收。当饮食中不含有肌醇六磷酸时,维生素 C 能使铁吸收增加约 60%。绝对铁吸收量达到最大,据估计大概需要80毫克维生素C来对抗25毫克肌醇六磷酸所产生的螯合作用。饮食中加入50毫克维生素C，每日2次，铁吸收可增加2～3倍。如加入100毫克时，对铁吸收效果最显著，增加剂量时效果变化不明显。饭后服用维生素C500毫克，每日2次，共2个月，能够显著改善素食者体内的铁状况。在增强铁吸收方面，果汁和蔬菜中的维生素C与合成的维生素C相比，用量相同效果相同。②长期服用阿司匹林或其他水杨酸类药物是缺铁性贫血的主要原因。铁吸收后，在血浆与铁传递蛋白结合后被转运。③某些药物可抑制实验动物及人对铁的吸收。大鼠肠袢实验证明，四环素降低肠黏膜放射性铁摄取或运输，只有用量大大超过治疗用量时，四环素才能改变铁吸收。四环素抑制肠黏膜蛋白合成，对铁摄取影响与蛋白合成变化同时发生。无机铁剂可降低血中某些抗生素，如四环素、土霉素、甲烯土霉素及强力霉素的水平。消胆胺在体外可与无机铁及血红蛋白铁结合，在大鼠体内消胆胺影响无机铁吸收，长期服用消胆胺会降低非血红蛋白铁贮存。

（2）锌：①补锌可改善味觉和嗅觉功能减退及障碍的症状。服用螯合剂青霉胺者发生味觉及嗅觉减退，可能是因含锌螯合物由尿中排出。②皮质醇对锌营养状况的影响，可能与含锌蛋白质或其他蛋白质的降解引起的肌肉分解代谢及血浆中形成锌和氨基酸的复合物，因而尿中锌排出增加有关。

（3）镁：镁存在于动物性蛋白食物、谷物及青豆类、绿叶蔬菜。以牛奶为主的饮食者易发生镁不足；镁在小肠各部位吸收，但在小肠近端吸收最多，维生素D可影响镁吸收。苯巴比妥类药物引起抗利尿激素分泌不正常而致电解质代谢异常，利尿药都可增加尿镁排出，使镁减少，引起地高辛敏感性增加，造成心律失常。①低镁血症常与药物引起吸收不良综合征有关。②镁缺乏症常因胃肠或肾功能失常使镁丢失过多所致。脂肪痢排出大量镁皂，可能是镁损失的主要原因。

## 10. 母乳喂养为何要注意药物的使用

母乳是婴儿最好的营养物质,母乳喂养的妇女在使用药物时,需要考虑的问题和受影响的营养物质,包括服用药物引起母亲乳汁的增加或减少,乳汁成分与乳汁中所含药物的相互作用,婴儿同时服用药物和乳汁时所引起的生物利用度改变,以及药物引起婴儿哺乳习惯的改变。

大多数药物只有不到母亲剂量的1%到达乳汁中。通常情况下,哺乳的母亲可以使用婴儿能够服用的药物。但应告诉母亲服用所需的药物时停止哺乳,在大多数情况下是一个安全的选择。

哺乳期妇女食用有过敏反应的食品、酒精、咖啡因、环境污染物、吸烟,以及营养物质缺乏,都对哺乳有影响。

## 11. 哺乳期用药是否对婴儿有影响

其实许多因素可以阻止药物进入婴儿的血液中。分子太大的药物不能进入乳汁中,如胰岛素和肝素。药物也可以与血浆蛋白结合(如布洛芬),使大部分药物都不能进入乳汁中。

婴儿出生后的前4天,母亲乳腺上皮细胞间有很大的空隙,可以使药物直接进入乳汁。产后14天,这个空隙逐渐减小,上皮细胞间形成紧密连接从而阻断了这条通路。因为药物必须穿过这些细胞才能进入乳汁。有些药物成年人口服不被利用,必须通过注射给药,这些药物可以进入乳汁。大部分吸入和局部使用的药物通常都不进入母亲的血液,因此不需要考虑其在乳汁中聚集。

尽管通常认为母亲血液中的药物浓度是最重要的,药物的存留时间、服药的频率及达到血药浓度的时间和哺乳的持续时间。以上这些因素可以帮助评估药物实际到达婴儿体内的量。药物从母亲血液中很快清除的,可能就很少出现在乳汁中。血药浓度在最高时母亲最好避开哺乳。通常最好的办法是哺乳后立刻服药,使得在下一次哺乳前达到峰浓度。半衰期很长的药易于聚集(如哌替啶和咖啡因)。药物在体内不能迅速地清除最好使用半衰期短的药物,不使用长效释放的药物。例如,碘化物在乳汁中聚集,可以导致哺乳的婴儿患甲状腺功能减退症。

## 12. 哺乳期哪些药物向乳汁中转运

(1)细胞毒药物:化疗药(环磷酰胺、环孢霉素 A、阿霉素、甲氨蝶呤)可以引起免疫抑制,使血中的中性粒细胞的数量异常降低。这些药物可以对哺乳期婴儿产生危害。一些妇女在化疗期是否可以恢复哺乳,取决于所使用的药物和给药方案。

(2)药物滥用:服用街头销售药物的妇女不能哺乳,这些药物有苯丙胺、可卡因、海洛因和大麻等,因为药物的滥用对婴儿是有害的。有报道,滥用药物可以引起婴儿呕吐、兴奋、癫痫发作和死亡。

(3)放射性物质:使用放射性物质需要暂停哺乳。母亲应该按每次哺乳时间收集乳汁,到指定地点去测定放射性物质的多少,直到放射性物质在乳汁中消失。

(4)特殊药物:有些药物对母乳喂养婴儿的作用是已知的,而另外一些药物是未知的。例如,镇痛药布洛芬优于阿司匹林,吗啡优于哌替啶;右旋麻黄碱可以使乳汁的分泌减少。研究显示,服用右旋麻黄碱单一剂量(60 毫克)后乳汁平均量减少了 21%。如果进行治疗时选其等效药,如色甘酸钠和鼻部用药的类固醇是合适的。由于氯雷他定和西替利嗪对婴儿的镇静作用是最小的,因此是抗组胺类药物的首选。

## 13. 儿科常用心血管药物对营养物质平衡有何影响

小儿心肌炎、小儿肾脏疾病在儿科常见,利尿药,降压药、降脂药、抗心衰药,以及抗心律失常药常常被用到。患儿体内营养物质水平偏低,因而他们对药物-营养物质的相互作用(DNI)的不良反应更加敏感。此外,这些疾病用药往往需要长期的,而且是联合用药,因而我们除了监测药物的短期效应外,更须监测药物的慢性和累积效应。无论短期或长期应用都会影响营养物质的平衡,而这种作用经常表现为不良反应和相互作用。急性反应如恶心、腹痛,可影响进食而导致营养物质摄入不足,而特殊的相互作用则可能影响药物代谢动力学,药物的生物利用度或药物的清除率。这些药物也将可能导致糖类、蛋白和脂质代谢的异常。

## 14. 利尿药对电解质有何影响

利尿药的作用机制包括降低细胞外液容积和间接降低血管阻力。在我国,利尿药是常用的抗高血压药物之一,对于肾脏水肿、心源性水肿患儿具有重要作用。

(1)噻嗪类药物及相关的药物:是常用的利尿药之一。噻嗪类药物能抑制肾远曲小管对钠的吸收。由于肾单元钠钾交换的增加也促进了钾离子的排泄增加。长期服用噻嗪类药物将有可能发生低血钾,因而有必要增加富含钾的食物,甚至是补充钾离子。噻嗪类药物也能导致其他电解质的紊乱,如低氯血症、低血镁和高钙血症,因而发生低钾和低氯时有必要补充钾和氯离子,同时也应该避免高钙食物的摄入。噻嗪类药物也能降低糖耐受,由于能降低胰岛素的释放及改变糖代谢过程而引发高血糖。噻嗪类药物还能提高血浆中低密度脂蛋白（LDL），总胆固醇，以及 LDL/HDL（高密度脂蛋白）比值的水平。

（2）祥利尿药：能抑制髓祥升支中钠-钾-氯的协同运输。它们能够改变电解质的排泄，因而用药时需要补充钾和镁。与噻嗪类药物不同的是，祥利尿药能促进钙离子的排泄，因此在服用祥利尿药时需要适当补充钙离子或增加高钙食物的摄入。但是，它也能提高胆固醇的水平并在一定程度上增高血糖。

（3）保钾利尿药：螺内酯单独使用将增加高血钾发生的危险。对于那些易发生高血钾的患者必须减少钾的摄入，并少食用含钾高的食物如香蕉、大豆和柑橘等，特别是已经发生心衰的患者。保钾利尿药的不良反应包括腹泻、胃炎、消化性溃疡，因而它不适用于发生消化性溃疡的患者。此外，保钾利尿药也会影响体内其他营养物质的水平，如氨苯蝶啶也可能导致叶酸水平的降低。

（4）碳酸酐酶抑制药：也是一种利尿药。乙酰唑胺是这类利尿药的典型药物。乙酰唑胺作用于肾近曲小管，抑制碳酸氢钠的重吸收而促进了碳酸氢根的排泄。这类药物同时促进钠和钾离子的排泄，因此需要注意患者发生低血钠和低血钾的可能。碳酸氢根排泄增加也有可能导致代谢性酸中毒。对小儿容易发生电解质紊乱，应该特别注意补充钠和钾。

# 15. 强心药物和营养素之间有何相互作用

（1）常用的强心药物有地高辛和洋地黄毒苷，也是儿科的常用药物。目前，地高辛是强心苷中惟一广泛使用的药物，但是地高辛能够引起严重的食欲减退和恶心反胃。

（2）多巴胺及多巴酚丁胺通过作用于肾脏、肠系膜，冠状动脉和心肌上的多种受体产生正性肌力作用。对于胃肠道的作用主要源自药物的拟交感神经活性。恶心、呕吐和胃肠道痉挛是主要的不良反应,可影响小儿营养物质的吸收。

## 16. 肝素与营养物质有何相互作用

肝素,在儿科临床上广泛用于肾病综合征的抗血栓治疗。在一般情况下肝素没有胃肠道不良反应,但是它能引起化学性肝炎,伴随肝脏中酶活性的升高及代谢能力的变化。另外,肝素的综合作用是血浆脂质清除,也能促进脂肪酶释放入血中,促进甘油三酯分解为甘油和游离脂肪酸。它能降低血浆中脂肪的水平,但是当停用肝素后则将可能出现反跳性高血脂。

## 17. 小儿有心律失常吗

心律失常是指心脏的节律活动发生了改变,包括频率和节律的异常,是由于特异性自律神经纤维发出激动起源或传导异常。节律不整的原因,年长儿与成年人相似,新生儿、婴儿多与母亲在妊娠期疾病用药等有关。

窦性心律失常婴幼儿多见,多为生理性。早搏为常见的小儿心律失常,依靠心电图来诊断,如果为多源性早搏,常提示有器质性病变,如各种心肌炎、心肌病、先天性心脏病、心功能不全、洋地黄中毒都可以引起早搏。

## 18. 抗心律失常药物与营养物质有何相互作用

许多抗心律失常药物具有食欲下降、恶心、腹泻和便秘等不良反应。它们中的任何一种都会影响营养物质的水平,所以应该引起患者和医生的关注。

(1)腺苷是一种天然核苷酸,用于治疗阵发性室上性心动过速,这种药物在体内的半衰期只有几秒钟。腺苷能与含咖啡因的物质发生相互作用。甲基黄嘌呤类物质如茶碱和咖啡因能与腺苷受体结合,所以饮用含咖啡因的饮料后需要增加腺苷的剂量才能达到理想的疗效。

(2)胺碘酮的清除速率非常慢,疗效相当持久。在治疗过程中患者偶尔出现恶心,如在前期降低每日剂量则可以避免这种不良反应的发生。胺碘酮能影响肝脏中 CYP3A4 酶的活性,因而也改变许多经这个酶代谢的营养素的代谢过程。与一些他汀类药物和钙拮抗药一样,在喝柚汁时需谨慎使用这种药物。在少数患者中,这种药物能引起甲状腺功能减退,导致体重增加。

(3)奎尼丁是最经典的抗心律失常药物,它与其他药物具有相似的作用,最常见的不良反应是腹泻。服药后超过50%的患者可能发生腹泻,特别是服药的前几天。腹泻引起的低血钾甚至可导致扭转型室性心动过速。奎尼丁的另一罕见的不良反应是肝炎。餐后服用奎尼丁将减慢药物的吸收速率,但不影响其生物利用度。此外,餐后服用奎尼丁也能抑制它的不良反应,因而值得推荐。

## 19. 小儿癫痫病诊治为何要正确

癫痫俗称羊角风,是小儿时期神经系统常见疾病之一。人群累积患病率为 7‰,由多种原因引起的脑功能障碍的表现。多数癫痫在儿童期发病,是一种慢性的反复出现的发作性疾病,常表现为发作性意识障碍,抽搐,精神行为异常等。脑电图可以记录到癫痫性放电,是癫痫的最重要的实验室诊断方法。神经影像学检查(颅脑 CT、MRI、PER)和其他实验室检查,则有助于发现导致癫痫疾病的原因或协助癫痫的定位。

癫痫药物治疗是控制发作的重要方法,同时又要避免药物对小儿的不良反应,小儿癫痫发作完全控制后,仍需要继续服用药物维持量 2～4 年,然后逐渐停药。联合用药者,先减少毒性大的药物,癫痫治疗是个漫长的过程,对正在成长过程中的小儿至关重要。如:抗癫痫药对维生素 D 的影响、骨健康的影响。所以一定要注意药物与营养之间的相互作用,才能保障小儿的健康成长。

## 20. 苯妥英钠与叶酸有何相互作用

苯妥英钠是主要的抗癫痫药,一旦诊断为癫痫的患者通常就要开始使用苯妥英钠,而使用苯妥英钠初期即可降低内源性叶酸。苯妥英钠治疗开始,血清叶酸立即降低。因为叶酸作为苯妥英钠代谢的辅酶,当应用苯妥英钠时,D-葡萄糖二酸排泄增加而血清、红细胞中的叶酸减少。通过检测患者血清的叶酸浓度发现,血清中叶酸浓度的减少范围为 27%～91%。体内叶酸含量的降低发生在苯妥英钠治疗开始后的 6～24 个月。有不到 1% 的应用苯妥英钠的癫痫患者,可发生进行性巨幼红细胞性贫血。还发现苯妥英钠混悬液,在含有聚氯乙烯的一种食物管中给此药有黏附现象,而且间歇给予苯妥英混悬液,通过肠道的生物利用度降低,进而导致血清中药物浓度降低。应该在给药前或给药后 2 小时进食。苯妥英钠不宜与大量味精(含谷氨酸钠)同服,因苯妥英钠可促进谷氨酸钠迅速吸收,产生碱血症、低钾血症等谷氨酸钠急性中毒表现。对于管道进食和给药的患者,刷洗食物容器以排除先前药物治疗残存是非常重要的。

## 21. 传统抗癫痫药能降低内源性叶酸吗

(1)卡马西平通过一个芳香氧化物途径被代谢形成一种与苯妥英相似的环氧化代谢产物。苯巴比妥和苯妥英钠一样,是羟基化合物,这可解释内源性叶酸降低的原因。去氧苯比妥被代谢为苯巴比妥和苯乙基丙二酰脲酸,再羟基化作用可以引起叶酸降低。

(2)丙戊酸抑制谷氨酸甲酰基转移酶,这个酶可将四氢叶酸转化为 5-甲酰-四氢叶酸。同型半胱氨酸的意义:因为传统的抗癫痫药降低内源性叶酸水平,这被引申到对血浆同型半胱氨酸的影响。随着叶酸的减少,同型半胱氨酸将增加,这将影响外周血管性疾病、卒中、心肌梗死、心血管疾病和先天性发育障碍疾病。

## 22. 抗癫痫药对维生素 K 有何影响

抗癫痫药,如苯妥英钠、卡马西平、去氧苯比妥和苯巴比妥,均可增加胎儿出血的危险。这是因为抗癫痫药能够通过胎盘进入胎儿肝脏,因而减少维生素 K 和维生素 K 依赖性凝血因子的产生。出血易发生在婴儿分娩后的头两天内。美国神经病学学会推荐的补充维生素 K 是在妊娠期的最后一个月,给予孕妇维生素 K 的剂量为每日 10 毫克,或在出生时,给予新生儿维生素 K。

## 23. 抗生素对营养状态的研究现状如何

抗生素是儿科最常用的药物之一,目前关于抗生素与营养物质相互作用的数据资料大多见于药物与食物、药物与抗酸药之间影响的文献报道中。从这些信息我们可以明显地看到在药物与营养物质的相互作用,但营养物质对药物的处置及用量具有更大的影响力。那些处于营养边缘状态的患者,由于消化系统疾病导致营养物质吸收不良的患儿,以及处于外科手术、创伤、败血病等严重生理应激状态下的患儿,可因用抗生素而导致患儿的钙、铁、镁、锌缺乏。

## 24. 抗生素对维生素 K 的影响如何

头孢孟多、头孢替坦、头孢哌酮、拉氧头孢、头孢甲肟均能够抑制肝维生素 K 环氧化物还原酶,增加维生素 K2,3-环氧化物的血浆浓度,增加出血倾向。如果患儿接受的是不添加维生素 K 的静脉营养,那么就会出现由于维生素 K 摄入缺乏引起的出血倾向增加。另一个抗生素与维生素 K 相互作用的机制是抗生素杀灭内源性产生维生素 K 的肠菌群,尤其是在患儿维生素 K 摄入减少,或者对维生素 K 和其他脂溶性维生素吸收能力降低时。因为至少有 4 个凝血因子(Ⅱ、Ⅶ、Ⅸ和Ⅹ)是维生素 K 依赖性的,所以无论什么原因引起的维生素 K 利用度下降都会增加患儿的出血倾向。

## 25. 服用抗生素的临床建议有哪些

通过抗生素与营养物质相互影响,可以测定患儿饮食中的平均营养物质的含量。但是,对于那些抗生素用药较为复杂的儿童,如进行抗病毒治疗的同时可能使用其他抗生素和抗真菌药物的治疗,要保存 1~2 周的饮食日志。可以根据饮食日志测定患儿平均每天饮食的营养物质含量。一般而言,以水送服药物并考虑到 2 小时的服药间隔,大多数可以避免不利的药物和营养物质相互影响。应该明确的是当建议药物空腹服用时,应避免在服药前 2 小时和服药后 2 小时进食,这是基于胃平均排空周期所得到的结果。

## 26. 抗结核药物对维生素有何影响

儿童治疗和预防结核分枝杆菌感染的常用药异烟肼和利福

平,对维生素 $B_6$（吡哆醇）和维生素 D 的影响较为广泛。异烟肼治疗中最常见的不良反应为周围神经炎,主要发生在营养失调、尿毒症和糖尿病患者中。这与加快和维生素 $B_6$ 有关的吡哆醇消除及可能存在的竞争性抑制吡哆醇作用有关,因为吡哆醇是突触神经递质合成的辅助因子。食物中维生素 $B_6$ 经胃肠接收,与血浆蛋白结合,5-磷酸吡哆醛是维生素 $B_6$ 的活性代谢产物,是神经递质代谢中的辅酶。异烟肼治疗过程中,5-磷酸吡哆醛的减少,造成神经递质合成减少,最终导致周围神经炎的发生。维生素 $B_6$ 血浆半衰期可长达 15～20 天,在肝内代谢,经肾排出。磷酸吡哆醛可透过胎盘,并经乳汁泌出,可介入氨基酸、糖类及脂肪的代谢。此外,维生素 $B_6$ 还介入色氨酸将烟酸转化为 5-羟色胺的反应。并可刺激白细胞的发展,是制造抗体和红细胞的必需物质;孕期、哺乳时的妇女需每天补充 2.2 毫克,可协助必需氨基酸中的色氨酸转换成烟酸维生素 $B_3$;避免各类神经、皮肤的疾病;缓解吐逆;减缓夜间肌肉的痉挛、脚抽筋、手麻木等。维生素 $B_6$ 在食物中的存在很普遍,动、植物中均含有,奶制品的食物含维生素 $B_6$ 较少,罐头加工、肉类的烘烤或炖煮会大大减少维生素 $B_6$ 的含量。

（1）在异烟肼的治疗过程中,可补充每日 15～50 毫克的维生素 $B_6$。血液透析的患者需要更大剂量的维生素 $B_6$,为 100 毫克/日。总之,对于营养良好的患者,用异烟肼治疗时,很少发生周围神经炎。尽管高剂量维生素 $B_6$ 可能会降低异烟肼活力,甚至造成精神病,但是每日 100～200 毫克用于治疗异烟肼诱发的周围神经炎是安全的。对于接受异烟肼治疗的儿童,不需要同时给予维生素 $B_6$,但对于营养不良的儿童一定给予,应该口服维生素 $B_6$ 每日 1～2 毫克。

（2）利福平被认为能够增加维生素 D 代谢,导致骨软化症。Brodie 等人发现,在短期 14 天的抗结核药联合治疗中（每日 600 毫克利福平和 300 毫克异烟肼）,8 位健康受试者的 25-羟维生素

D 和 1,25-羟维生素 D 浓度分别下降了 34% 和 23%,这与甲状旁腺素增加 57% 有关。

## 27. 药物-营养物质相互作用对患儿有什么影响

由于现代医疗水平的提高,使得患某些慢性病的小儿可以生存更长时间。营养在幼儿、儿童和青少年时期极其重要。营养不足将直接影响生长、发育和青春期成长。慢性病的药物治疗可导致某些营养物质的流失,这些营养物质在幼儿、儿童和青春期的生长过程中具有长期的因果关系。

患儿药物治疗有些可与成年人相同,然而小婴儿不能吞咽片剂和完整的胶囊。如果液体剂型没有可用的商品,就需要父母或看护人研磨片剂或打开胶囊,然后与少量液体或食物混合服用,从固体剂型做成液体剂型过程中都可能导致药效的改变。所以,药物-营养物质相互作用在幼儿用药过程中常常出现。为了掩盖不好的口味而将这些药物与食物混合食用,也可能导致药物-营养物质相互作用的发生。患慢性病的孩子接受多种治疗,因而增加了药物-药物和药物-营养物质之间的相互作用。有些孩子长时间应用某一种药物治疗可能影响发育。

## 28. 怎样预防药物-营养物质的相互作用

预防药物-营养物质相互作用的最好方法是教育患儿的看护人,给孩子用药一定要通过药房获得他们所要的药物,一旦发现药物-营养物质的相互作用,应引起注意,如可以改变给药时间,或检查血药浓度或改变药物治疗方案。处理药物吸收问题的办法是将药物与食物最大限度地分开,食物应在药物治疗前后 2 小时给予。也可以选择合适的剂型,使药物免受胃内 pH 值影响。例如:奥美拉唑为高度酸性不稳定药物,为肠衣包裹颗粒的胶囊剂,可以保护药物免遭胃酸的溶解,到肠道碱性条件下被吸收。服药前破坏胶囊溶解在液体中,可导致药物在胃内酸性条件下降解。不能吞咽完整胶囊的患儿可选择制备碱性碳酸钠混悬液缓冲胃内容物,以备药物顺利穿过肠道;也可打开胶囊,洒在食物上。

## 29. 食物与药物有怎样的相互作用

食物是化合物的复杂混合体,食物中的营养成分和非营养成分可能对药物代谢过程有影响,包括对药物代谢途径的影响。事实上,很多药物就是来源于植物。研究发现,许多食物具有防治疾病的作用,如动物的肝脏防治夜盲症,海带防治地方性甲状腺肿等。在日常生活中,也发现有些食物同时食用会产生不良反应,这就是饮食禁忌的起源。但是,因为患病或其他原因而服药时,大家更多注意的是所使用的治疗、诊断性药物之间是否会有相互影响,而对摄入的食物和烟、酒、饮料等与药物之间的相互作用则往往容易忽视。实际上,这其中也有许多相互作用是有害的,有时甚至带来严重的后果。

食物对口服抗生素血药浓度的影响程度常远大于不同生产厂家或不同制剂对该药血药浓度的影响,若不注意食物对药物的不良影响,则会造成很大的浪费。实际上,食物对某些抗菌药物的生物利用度的影响程度是很不一致的,如对于各种口服红霉素产品的影响尤其如此:食物可减少红霉素片(胶囊)的吸收;可增加或延迟对红霉素琥珀酸乙酯包衣片的吸收;也可以增加对于无味红霉素胶囊的吸收;药物吸收的减少或延迟对临床疗效的影响,主要取决于抗菌药物的种类、对特定病原体的最低抑菌浓度及该药吸收减少的程度,并不单单取决于食物。

## 30. 进餐服药对药物有何影响

对于某些药物,与空腹用水服药相比,进餐时服药可改变口服药的吸收,也可能会改变治疗效果,因此进餐服药物的相互作用,可以表现为药代动力学和药效学的变化。

(1)饮食影响血药浓度,从而影响有些药物的疗效变化,这些变化通常是饮食对药物吸收程度的影响而产生的,这一问题对于治疗窗窄的药物尤为严重,因为这类药物剂量不足或过量都会严重影响患儿的健康。更为常见的药代动力学影响表现在进餐导致的胃排空时间延长,使药物达到治疗浓度的时间延迟,而全身生物利用度和吸收程度无变化。尽管这种相互作用对于许多药物并无影响,但对于一个口服镇痛药以期缓解急性疼痛的患儿来说,饮食导致的药物吸收延迟,可能急性疼痛不能很快缓解。

(2)由于食物成分对生理系统的影响,饮食可能会影响药物的暴露,从而会影响药物吸收,如葡萄柚汁影响药物代谢,高脂、高能量饮食延长胃排空时间,也可能影响药物的溶解度。药物也可能和食物成分发生物理的或化学的结合,如地高辛和高纤维食物同服时,生物利用度可能会降低。

食物与药物之间的相互作用十分复杂,几乎所有的药物均受食物的影响。最近的一项研究表明,在所测试的药品中,有高达93%的药品可受到食物不同程度的影响。饮食不当可造成药物疗效的增强和减弱,关系到病人的健康,甚至危及生命。

## 31. 口服药物为何要有最佳时间

饮食与服药时间常常是一致的,因为习惯上饮食可以提醒患者按时服药。有时为了最大限度地减少药物对胃肠道的不良反应,也可能会特意在进餐时服药。药物和食物同服或时间接近,会导致药物总吸收率和吸收程度显著增加或减少,有时这样的服药方式也许会使药效降低或导致不良反应。

宜饭前空腹服用的药物常见的有:肠道抗感染药,此类药物要求肠道内药物浓度较高,进食会降低药物浓度;胃壁保护药,此类药物服用后药物会分散,并在胃壁形成一层保护膜,如果与食物同时服或饭后服,则药物会与食物混合而起不到应有的作用;利福平、氨苄青霉素等药物因易被食物中的纤维素吸附而使吸收减少,故也应饭前服用;此外,某些驱虫药、泻药等也要饭前服用。不宜空腹时服用的药物常见的有鱼肝油等脂溶性药物,因为脂溶性药物可溶解于食物中的脂肪内,更容易吸收;另外,助消化药与食物同时服用,其助消化作用更佳。药物大都可以饭后服用,特别是胃肠道反应比较严重的药物,饭后服用可减轻药物的刺激。

儿科常用的药物头孢克洛(希刻劳),食物可延缓其吸收,餐前1小时或餐后2小时服用较为合适。食物也可减少卡托普利(开博通)吸收,应在餐前1小时或餐后2小时服用。可以与食物同服的药物有地高辛,为延缓其吸收可以与食物同服;苯妥英钠,食物改变其吸收可与食物同服;卡马西平,食物增加其吸收。

## 32. 儿童营养状况为何直接影响药物代谢

营养状况与药物代谢的关系非常密切。患儿处于极度蛋白质营养不足时,体内细胞和免疫功能均明显降低。机体对疾病抵抗力下降,易并发感染;使用药物治疗时,因缺乏抗体或是淋巴因子也不能获得预想的治疗效果。营养不足对药物代谢的影响,依据营养不足程度、年龄、有无感染,以及肾功能、肝功能及循环系统的功能是否良好而定。饮食营养对药物的影响,首先是糖类和脂肪供给能量不足时,蛋白质作为提供能量的来源,组织内酶的含量,包括参与药物代谢的酶都降低。其次,营养素作为与药物结合的基质,因为来源不足,部分组织分解提供这些基质,结果是不能满足需要。

研究发现,药物代谢活动和药物用以进行代谢的肝酶,与饮食蛋白质含量密切相关。营养不良患儿易被有毒或有害物质伤害,如黄曲霉毒素在营养不良的机体特别容易发生中毒。其次,蛋白质可稳定药物的作用,对营养不良患儿,在饮食中增加蛋白质,可减少代谢物排出而稳定药物疗效;另外,患儿营养不足时,药物转变为有活性酶的能力降低。

## 33. 饮食所含成分对药物代谢有何影响

对药物代谢被认识的食物影响是在对健康男性受试者的交叉实验中发现的,该试验的饮食中蛋白质和糖类被依次相互替换,而脂类和食物总摄入能量保持不变,在一项有 6 名健康男性受试者参加的研究中,比较了高糖类、高脂和高蛋白饮食物对药物代谢的影响。在高蛋白饮食时,安替比林和氨茶碱的清除率高于高糖类和高脂饮食,这和以前的研究结果一样。但是,在高糖类和高脂饮食时,药物的清除率没有变化。因此得出结论,蛋白质替代脂类或糖类能升高药物的氧化速率,而糖类和脂类则不会影响药物的氧化速率。

(1)饮食中含蛋白质成分能影响药物的代谢:例如,住院的哮喘患儿,高蛋白饮食时,对氨茶碱的清除速率要高于低蛋白饮食时;在低蛋白饮食时,氨茶碱浓度要高。阻塞性肺病的患儿,高蛋白饮食时,其氨茶碱浓度要高于高糖类。

饮食中的蛋白质通过影响肾血浆流量、肌酐清除率和肾小管转运率,能改变主要由肾脏清除的药物的分布,肾小管对原型药物和药物代谢产物的转运可能明显减少。例如,别嘌醇在胃肠道吸收后,限制饮食中蛋白质的摄入,会增加别嘌二醇的潴留,进而增加发生不良反应的可能性。饮食中蛋白质及其他特定的成分能增加或干扰某些药物的吸收。蛋白质的缓冲能力强于糖类和脂类,因此高蛋白饮食能升高酸敏感药物的生物利用度。

水溶性药物在水中溶解度高,溶解快,但不易透过脂质膜。因此,这些药物的吸收受到膜渗透性限制。与食物同服不会对水溶性药物吸收产生特殊的影响。但有些水溶性药物例外,其膜渗透性很高是因为膜上营养物质载体的转运,氨基酸和小肽类药物属于这一类型。蛋白质饮食由于可造成胰腺分泌物显著增加,使肠道液体体积增加,理论上可导致药液的稀释。

当同时摄入含有脂肪的食物时,许多脂溶性药物吸收得更好。这种大剂量药物用水服用后仅有 5%~10% 能进入循环系统。当患儿服用这种药同时摄入高脂食品时,其生物利用度增加了 5~10 倍。

(2)饮食中含高糖成分能影响药物的代谢:如蜂蜜、麦芽糖、枣、碱性饼干及含糖高的馅类食品,可与解热药形成复合体,从而减少药物初期的吸收速度。糖皮质激素能增加肝糖原分解,使血糖升高,故应用糖皮质激素时,应限制糖的摄入量,以低糖饮食为好。

(3)饮食中含高脂肪成分能影响药物的代谢:可促进脂溶性药物的吸收(如灰黄霉素和其他脂溶性抗生素),也可降低某些药物的吸收(如铁剂)。大量使用动植物油的同时,不宜服用铁剂。油脂可增加某些驱虫药的吸收,降低疗效。

## 34. 维生素、矿物质对药物有何影响

(1)维生素 C 对人体药物代谢的影响是被研究最多的一项。维生素 C 缺乏能减弱人体对药物的代谢。例如,血浆维生素 C 水

平较低的肝病患者,其安替比林的半衰期要比维生素 C 水平高者长。给白细胞和维生素 C 水平低的患者和糖尿病患者补充维生素 C,可以缩短安替比林的半衰期。

(2)维生素 $B_6$ 能通过多巴羧酶(维生素 $B_6$ 依赖的酶)作用,增强左旋多巴在外周转变为多巴胺,同样减少了多巴穿过血-脑屏障并在中枢转化为多巴胺的量,因为多巴胺自身并不能穿过血-脑屏障。卡比多巴是一个外周多巴胺脱羧酶抑制药,能增强左旋多巴的药效、减弱其不良反应,并能防止外源性维生素 $B_6$ 引起的左旋多巴药效降低。

(3)食用维生素 K 含量高的食物寿司,口服抗凝药的治疗效果会受到影响。这是饮食成分改变了口服药物的临床反应。

(4)膳食中的钙、磷含量也可影响药物吸收,钙可与很多药物如四环素结合,最终导致这些药物在肠道中的吸收减少。另外,还能增加强心苷对心脏的作用,发生药物的毒性反应。在食用含钙高的食物时要注意服药情况,如牛奶、乳制品、海带、钙质饼干等高钙食物,或进食花生仁、葵花子、核桃仁、水产类等高磷食物,以及进食用石膏(含钙),盐卤(含镁)等制成的豆腐,这些都是含钙多的食物。

(5)富钾食物土豆,若与呋塞米,噻嗪类利尿药合用,可因钾而增强药物疗效和降低不良反应。体内钾含量,对洋地黄反应有很重要关系。无论在何种情况下,凡是血钾降低者,使用洋地黄时就可能引起心律失常。肾上腺皮质激素等药均可使体内含钾降低,引起洋地黄中毒。营养不良时体内钾含量降低,也容易引起洋地黄不良反应。

(6)增加食盐摄入量,进食咸菜、腌鱼等高钠食物,可影响利尿药和降压药的疗效,加速碘排泄。

## 35. 饮食的容积对药物有何影响

(1)饮食的高容积:如果在禁食状态用少量液体服药,与食物大容积饮食同服相比,禁食状态下,肠道中初始药物浓度要高得多。而肠内液体主要取决于饮食的类型,简单糖类饮食可造成小肠中大量水被吸收,这在理论上讲,可造成肠管中药液浓度更高。而高脂饮食可使肠道中液体体积增加更多,因为与其他类型的饮食相比,高脂饮食刺激胰腺和胆汁产生更多的分泌物。

(2)水电解质失调:机体存在脱水、充血性心力衰竭、肝功能或肾功能不全时,可发生水或电解质失调。此时体内生化代谢能力降低,药物容易在体内潴留,而发生药物中毒。

## 36. 食物的能量对药物有何影响

食物的能量摄入通过控制胃排空,从而控制肠道中药物的转运速率。用简单的葡萄糖食物与无能量液体摄入相比,能量摄入的不同将会导致胃液中药物进入小肠比率的不同,也将会造成药物向吸收位点的运送速率及小肠上段首过清除率的差异。胃排空控制着这一类药物的吸收速率。麻醉药、对乙酰氨基酚都属于这类化合物,对乙酰氨基酚在儿科常用来退热,给药时应注意饮食对胃排空有影响。

## 37. 十字花科蔬菜对药物有何影响

十字花科蔬菜和一些品种的卷心菜被发现能诱导化合物氧化,能明显增强机体对安替比林、非那西汀的氧化作用和对对乙酰氨基酚的加成反应。十字花科蔬菜除刺激这些药物的氧化代谢外,还能增强其结合代谢。甘蓝可增加醋氨酚与葡萄糖醛酸的结合反应,促进药物的代谢。

　　研究表明,食物中的维生素 K 成分能对抗药物的抗凝血作用;富含芽甘蓝的饮食能增强机体对华法林的清除速率;一些含有香豆素成分的茶叶能增强香豆素的抗凝作用。当长期使用抗凝药物时,保证合理的摄入维生素 K 和一些含有能影响抗凝药物代谢和药效的食物,有助于保持凝血时间在合理的治疗范围内。

## 38. 饮料对药物有何影响

　　(1)国外研究发现,葡萄汁、橙汁等饮料中含有丰富的黄酮类、柑橘苷类化合物,这种成分抑制细胞色素 P450,CYP3A4,从而抑制药物在胃肠道的代谢,如临床常用葡萄汁送服环孢素以增加该药生物利用度。研究发现,丁螺环酮用葡萄汁送服其血药峰浓度增加 4.3 倍,药物曲线升高面积增加 9.2 倍,消除半衰期明显延长。葡萄汁对降血脂药物有明显影响,如葡萄汁与新伐他汀同服可使其血药峰浓度增加 3.5 倍;葡萄汁与洛伐他汀同服可使血药峰值浓度增加 12 倍,药物曲线升高面积增加 15 倍。果汁和其他高酸性食品会破坏某种青霉素的效力。葡萄柚汁可抑制非洛地平的吸收。某些甜饮料(可乐、雪碧等)可使消化液偏酸性,尤其是夏季喝得较多时,可使降压药利血平、解痉药阿托品、止喘药麻黄碱等吸收量减少,从而影响治疗效果。反之,若饮用大量碱性清凉饮料,如汽水、苏打水等,可使吸收部位的消化液偏碱性,致上述药物吸收增加,而发生不良反应。

　　(2)葡萄柚汁对四、五十种药物的代谢产生影响,如儿科常用的抗生素、抗病毒药、抗过敏药、免疫抑制药、抗心律失常药、促胃肠动力药、镇痛药等。因为葡萄柚汁被当作给药载体。葡萄柚汁能降低钙通道阻断药的口服清除率,并增加血浆浓度。由于药物的生物利用度升高,机体药物暴露及药效学作用也升高了。葡萄柚汁含有呋喃香豆素和其他能抑制 CYP 家族酶及同工酶的物质。葡萄柚汁对 CYP 家族酶的一些相关酶抑制作用只发生在小肠。胃肠外给药则药物代谢不受影响。葡萄柚汁对酶的抑制作用具有重要的临床意义,尤其对于药效与其血浆浓度紧密相关的药物,如钙通道阻断药。

## 39. 含咖啡因饮料对药物有何影响

小孩子爱喝的碳酸饮料中,常添加咖啡因、可可碱。咖啡因、可可碱属于甲基黄嘌呤类,是食物和特殊饮料中常见的天然非营养成分。可可碱,一种巧克力中的主要成分,能饱和或抑制肝药酶,降低对其自身的代谢。在服用可可碱许多天后,依然能发现可可碱对肝代谢功能的诱导作用。在大鼠身上也发现了可可碱对自身代谢的诱导作用。在人类,氨茶碱可以诱导肝药酶促进对可可碱的自身代谢。在健康受试者的研究发现,饮食中的甲基黄嘌呤化合物能与氨茶碱竞争共同的可饱和代谢途径。

## 40. 用葡萄酒烹调食物对儿童用药有何影响

日常生活中,儿童并不用酒精,但用葡萄酒、葡萄酒醋烹调的食物常有发生。食用含有葡萄酒的点心,又服用双硫仑的患儿,很快就会出现不良反应。这种由于食品和药品相互作用出现面红、头痛、恶心、呕吐、虚弱、眩晕、低血压、视物模糊、癫痫发作等,叫双硫仑样反应。其他一些药物在与酒精一同使用时也能引起以上反应。例如,①乙醛脱氢酶抑制药,如甲硝唑、磺脲类、灰黄霉素、丙卡巴肼。②头孢菌素类抗生素,如头孢哌酮、头孢曲松、头孢尼西和头孢美唑。此类药物儿科目前常用,应提醒看护者注意,不要用带酒精的调味料。

## 41. 牛奶对儿童用药有何影响

(1)儿童常用的乳酸钙、葡萄糖酸钙,如果和牛奶一起服用,牛奶中的蛋白质可与钙铝制剂形成凝块增加胃肠负担。牛奶本身含钙,用来送服药容易令肠胃出现钙化物,严重者会出现胆结石、肾结石。含铁药物制剂与牛奶中的钙离子容易发生竞争,使铁剂吸收成分减少,尤其是患缺铁性贫血的儿童,既喝牛奶又服用铁剂,常常疗效不佳。

(2)牛奶中的无机金属离子可与抗生素结合形成不溶性的螯合物,降低药物疗效。

(3)牛奶会加剧某些药的毒性,如服用洋地黄、地高辛等强心药同时喝牛奶,易产生不良反应;严重的高血压患儿使用优降宁、帕吉林等降压药时喝牛奶或者吃奶制品,可能引起血压升高。此外,牛奶不宜与雄激素、抗酸药、大量维生素 C 等药物同时服用。服药和喝牛奶至少要间隔 2 小时。

## 42. 饮食黏度对药物有何影响

摄入高黏度的食物可使胃排空减慢。若胃内容物消化不充分,使小肠的溶液黏度大大降低了。口服药物后有几个因素可影响药物的吸收,较高的黏度可增加食物在上段小肠的停留时间影响药物的吸收。对于中等黏度的食物,药物从肠管向肠黏膜吸收、扩散将会减慢。高黏度食物通过减少溶解物而降低药物的溶解度。而纤维素对黏度的影响,可介导许多这种相互作用。

## 43. 食物加工后对药物有何影响

在日常烹调时,尤其是在高温条件下,食物中的化学成分可能会发生变化。这些新生成的化合物被吸收后可能会影响药物代谢的途径。例如,用木炭烤肉能导致生成多环芳烃类化合物,它们与在香烟中发现的一些化合物很相似。香烟中的多环芳烃能升高吸烟者的药物氧化速率。喂食大鼠烤牛肉时,能诱导增强非那西汀在肠道内的代谢。

在食用常规烤制的牛排时,非那西汀的血浆浓度明显下降。非那西汀主要代谢产物使对乙酰氨基酚与非那西汀的比率升高。烤牛排和香烟烟雾都能增强人体非那西汀的氧化脱烷基反应。在一项独立研究中,食用烤牛排能升高对安替比林和氨茶碱的清除作用。临床上,非那西汀已经被对乙酰氨基酚所代替了,对乙酰氨基酚的代谢不受食用烤牛排的影响。

## 44. 饮食对胃肠道及药物有何影响

由于饮食成分对胃肠道物理的、化学的、生理的影响,以及饮食成分对药物和剂型性质的影响,与食物同服药物的吸收可能发生变化。膳食对弱酸性药物的影响并不常见,但非甾体类抗炎药(NSAID)布洛芬在这方面可能是个例外,当这种药物与饮食同服后,其镇痛药效降低。在胃肠道酸碱度(pH 值)变化范围内,饮食对弱碱性药物的潜在影响比对弱酸性药物的潜在影响大。这是因为饮食在肠道酸碱或胃的酸碱中具有促进药物沉淀的潜能。因为饮食可改变胃和小肠上段的 pH 值,弱酸性或弱碱性药物离子化状态将会受到影响。

## 45. 饮食对药物首过消除有何影响

饮食成分可直接抑制首过消除的因素,从而增加口服生物利用度。这种抑制效应可引起口服药物转送的显著增加。食物摄取可通过饱和抑制作用,影响口服药的首过消除。据报道,饮食中的黄酮类成分可抑制 P-糖蛋白(是一种药物转运蛋白)的活性。通过饮食中脂肪的增溶作用而增加的药物浓度,可能导致 P-糖蛋白介导的药物外排。作为 P-糖蛋白底物的脂溶性药物,通过高脂饮食的增溶作用增加药物浓度,从而对 P-糖蛋白产生抑制作用,意味着促进高效的肠道消除。口服药物的生物利用度由肠道和肝脏中的生物活性成分来决定,但饮食可影响药物在肠和肝的循环代谢。

## 46. 饮食对药物的肠道区段依赖性吸收有何影响

区段依赖性吸收是在不同的肠段中,对药物吸收和消除速率的差异,提示药物运送到肝脏中的速率是不固定的。许多药物具有脂溶性,在通过小肠和大肠时足以促使产生高渗透性。然而,对于一些化合物来说,肠道的吸收和消除,在整个小肠可能是不均匀的甚至不是一个连续的过程。在区段药物吸收中,被证明的一个显著因素是肠段功能的不同,使药物的消除产生差异。研究提示,一些药物吸收的区段依赖性,使食物对系统生物利用度产生显著影响。这些因素可能包括与食品成分相互作用或与药物转运产生的物理阻碍的相互作用,这种阻碍物是由减少药物到达吸收位点的食物产生的。小肠上段药物吸收的减少,可导致更低浓度药物被运送到首过消除位点。无食物给药可能为肠道提供足够高的药物浓度，从而使首过代谢达到饱和，而药物与食物同服则导致药物浓度低于首过饱和水平。如果存在区段依赖性吸收，饮食对药物作用产生负面影响的可能性更大。

## 47. 食物对药品控释制剂有何影响

来自控释制剂的药物生物利用度是复杂的。在饮食状态下，食物可以影响药物崩解、溶解、降解或扩散的释放过程，以及食物对药物吸收、生物利用度的影响。如果给 1 000 卡的能量，其中 50% 来自脂肪和药物同服，其吸收率及吸收程度就增加了，然而易消化的食物对其影响很小。饮食与服药时间分离有助于将食物影响减到最小。原因在于控释制剂的吸收不依赖于 pH 值和吸收部位，以及对溶解作用差异不敏感和吸收的非特异性。近肠区域是药物吸收初级位点，有的药物会由于食物相关的胃排空时间延长而延迟吸收，由于低溶解度药物的溶解性因食物而增强，若药物与食物同服，其生物利用度可能会更高（如卡马西平）。

已经证明，对生物等效性的影响，同一药物的各种不同的控释剂型可呈现出不同的食物影响。茶碱和硝苯地平的控释制剂就是例子，要注意新药控释制剂的说明书，有无证明药物在进食和禁食状态下的生物等效性。

## 48. 食物对阿苯达唑药物的吸收有何影响

阿苯达唑为口服片剂，是儿科常用的广谱驱虫药，对蛔虫、蛲虫、吸虫、绦虫的幼虫期和成体期均有效。阿苯达唑水溶性较低，在胃肠道中的吸收缓慢，但是其生物利用度可增加。与禁食时相比，阿苯达唑与高脂肪食物同服时能够提高阿苯达唑的溶解度，生物利用度能够增加 5 倍。因此，阿苯达唑应该与脂肪类食物同时服用,以增加组织和包虫囊中阿苯达唑的浓度。但是,当治疗易感肠道寄生虫病时,阿苯达唑需要在管腔内发挥效应,这种情况下,空腹服用阿苯达唑则更为适宜。

## 49. 食物对阿托伐醌、甲苯达唑的吸收有何影响

阿托伐醌是抗原虫药,为口服混悬剂。阿托伐醌作为治疗和预防的二线药物,用于不能耐受复方新诺明的轻、中度卡氏肺炎患者(化疗后儿童易患)。阿托伐醌高亲脂性低水溶性的性质,导致其空腹服用时吸收很慢且不规则。但是,当与高脂肪食物同服时,其生物利用度增加。混悬剂与片剂相比,阿托伐醌混悬剂的生物利用度增加了2倍。

甲苯达唑是广谱驱肠虫药,为咀嚼片剂。甲苯达唑胃肠道吸收很差,与食物同服可以增加其吸收。治疗包虫病时,全身的生物利用度和囊内甲苯达唑的浓度是其发挥治疗效应所必需的。研究表明,当它与高脂肪食物同服时,甲苯达唑血药浓度可增加8倍。

## 50. 食物对头孢呋辛吸收有何影响

头孢呋辛是儿科常用的抗生素,它是β-内酰胺类广谱抗生素,属于第二代头孢菌素。头孢呋辛作用广泛,可以口服同时也可以静脉给药。对敏感菌群所致的上呼吸道感染、下呼吸道感染、皮肤和软组织感染,以及生殖泌尿道感染均有作用。头孢呋辛的口服混悬剂和片剂中为头孢呋辛乙酰氧乙酯,它是一个前药,头孢呋辛乙酰氧乙酯在胃肠道中吸收很快,在血中水解为活性产物头孢呋辛。研究表明,食物和牛奶能够增加头孢呋辛乙酰氧乙酯的生物利用度,食物和胃 pH 值升高时,对头孢呋辛吸收有影响。尽管胃 pH 值升高影响头孢呋辛吸收,但是与食物同服时,头孢呋辛的生

物利用度依然是增加的,血清浓度达到了易感器官所需的有效治疗浓度。

头孢呋辛片剂和混悬剂的药物代谢动力学存在差异。头孢呋辛口服混悬剂是片剂的另一个选择,尤其对于那些吞服片剂困难的小婴幼儿更为适合。对于这两种剂型,血清中头孢呋辛的杀菌活性比较相似,并没有影响。

总之,头孢呋辛酯片剂最好与食物或牛奶同服以增加吸收。对于肠胃 pH 值升高的患者,服用头孢呋辛片剂时应该和食物同服以增加吸收。

## 51. 食物对灰黄霉素的吸收有何影响

灰黄霉素是口服抗真菌药物,用于治疗癣菌感染。儿科多用于化疗后真菌感染的患儿。由于其水溶性较低,尤其是空腹服用时,灰黄霉素的吸收缓慢、不规律、不完全。但是,当灰黄霉素与高脂肪食物同服时,其吸收增加 2 倍。食物通过增加其崩解和解聚集作用来增加灰黄霉素的吸收,获得最佳血浆浓度,使其吸收达到最大化,从而提高药物的治疗效应。

## 52. 食物对伊曲康唑药物的吸收有何影响

伊曲康唑是三唑类抗真菌药,用于治疗浅表和深部真菌感染,为口服溶液剂、胶囊剂和静脉注射剂,每一种剂型对应不同的适应证。伊曲康唑是高亲脂性的极弱碱,在水中几乎不溶,需要酸性介质来获得理想的口服吸收。伊曲康唑口服生物利用度也取决于剂型及食物的存在与否。食物能够增加伊曲康唑胶囊的溶出度和吸收度,已经处于溶解状态的口服伊曲康唑溶液,空腹服用时吸收较好。环糊精包裹的口服伊曲康唑溶液能够显著改善其生物利用度。研究表明,禁食时服用伊曲康唑胶囊,与食物同服时相比,生物利用度可从40%增加到102%。当胃液酸度降低时,伊曲康唑口服胶囊的吸收降低,在服用胃酸抑制药物(抗酸药、$H_2$受体拮抗药、质子泵抑制药)的患者中更具代表性。对于血氯过少的患儿,伊曲康唑胶囊与酸性饮料(如可乐)同服时,能够增加伊曲康唑生物利用度。

## 53. 食物对呋喃妥因药物的吸收有何影响

呋喃妥因是广谱杀菌药,其发挥效应可能是通过干扰细菌糖类的代谢或干扰细菌细胞壁合成。呋喃妥因用于治疗一些易感微生物引起的小儿泌尿系感染。呋喃妥因有不同的剂型,包括呋喃妥因水合物(75%)和大结晶型(25%)组成的口服胶囊(Macrobid)。口服呋喃妥因在小肠中吸收。呋喃妥因水合物相比粗粒结晶型的呋喃妥因,其溶出度低导致吸收度较低。但是,食物能够使呋喃妥因的生物利用度改善40%左右,这使得尿中呋喃妥因治疗浓度的持续时间相应增加。

## 54. 补充叶酸能减少甲氨蝶呤的毒性吗

甲氨蝶呤是抗肿瘤的代谢拮抗药,用于治疗儿童白血病及其他恶性肿瘤。此外,甲氨蝶呤也可以用于牛皮癣和类风湿关节炎(RA)的治疗。由于一些与剂量相关的毒性反应,如血液学毒性、胃肠道毒性、肝毒性、肺毒性常常会导致该药治疗的终止。

甲氨蝶呤在结构上和叶酸很相似。许多食物中都含有叶酸。甲氨蝶呤导致细胞内还原型叶酸减少,合成的叶酸盐发生耗竭,促使非靶器官产生毒性。腹泻、口腔炎和白细胞减少症是甲氨蝶呤毒性的表现,这与叶酸缺乏症的症状相似。因此,补充足够的叶酸来减少甲氨蝶呤的毒性是非常重要的。

采取甲氨蝶呤治疗的患儿,不能及时地补充叶酸,血浆和红细胞中叶酸盐水平较低,而同型半胱氨酸水平较高。服用叶酸或亚叶酸补充给药后,血浆中同型半胱氨酸水平降低。同型半胱氨酸水平降低后可能会对心血管产生长期的保护作用,因为同型半胱氨酸血症可能是心血管疾病发生的危险因素。仅仅从饮食中摄取叶酸不足以预防甲氨蝶呤的毒性。补充叶酸比补充亚叶酸相对更加安全、有效和便宜,每周口服叶酸代替亚叶酸钙是合适的。尽管叶酸的最佳服用剂量还存在异议,但临床研究报道的每周服用 1 毫克、5 毫克、27.5 毫克的剂量,在降低小剂量甲氨蝶呤的毒性上是安全和有效的。在确定叶酸最佳保护剂量时,需要考虑患儿的叶酸水平、甲氨蝶呤的剂量和甲氨蝶呤治疗的持续时间。另外,叶酸对肝脏也有保护作用。

## 55. 何谓植物甾醇

植物甾醇是谷甾醇、豆甾醇、菜甾醇的总称。植物甾醇广泛存在于植物的根茎叶和果实中,是结构和生化特性与胆固醇极其相似的物质。植物甾醇是从玉米、大豆中经过物理提纯而得,具有营养价值高、生理活性强等特点,可用来维持血中胆固醇的平衡。其作为竞争性抑制剂,可以抑制肠道中的胆固醇水解,从而减少人体对胆固醇的吸收。

随着自我保健意识的提高,以天然植物为原料的药物在世界各国日益受到人们的青睐。由于人体不能自行合成植物甾醇,所以只能从饮食中摄取,植物甾醇已于 2000 年被美国食品药品监督管理局(FDA)批准作为功能性食品配料使用。

## 56. 植物甾醇有何用途

　　用现代高科技手段将植物甾醇提纯、活化,使其强效,可通过降低胆固醇来减少心血管病的风险。其广泛应用于食品、医药、化妆品、动物生长剂及纸张加工、印刷、纺织等领域。特别是在欧洲,植物甾醇作为食品添加剂非常广泛地用于食品中,以降低人体胆固醇。

　　(1)抗炎作用:植物甾醇具有抑制人体对胆固醇的吸收、促进胆固醇的降解代谢、抑制胆固醇的生化合成等作用。用于预防治疗冠状动脉粥样硬化类的心脏病;对治疗溃疡、皮肤鳞癌、宫颈癌等有明显的疗效;可促进伤口愈合,使肌肉增生、增强毛细血管循环;还可作为胆结石形成的阻止剂。此外,植物甾醇还是重要的甾体类药物和维生素 $D_3$ 的生产原料。

　　(2)渗透作用:可以保持皮肤表面水分,促进皮肤新陈代谢、抑制皮肤炎症,可防日晒红斑、皮肤老化,还有生发、养发之功效。可作为乳化剂,用于膏霜的生产,具有使用感好、耐久性好、不易变质等特点。

　　(3)抗氧化作用:植物甾醇可作食品添加剂(抗氧化剂、营养添加剂),也可作为动物生长剂原料,促进动物生长,增进动物健康。

## 57. 植物甾醇类对药物疗效有何增强作用

　　治疗小儿肾病高胆固醇血症时,植物甾烷醇可用于他汀类药物的辅助治疗。他汀类药物抑制胆固醇合成,甾烷醇类阻断胆固醇吸收,这两种药物的累加作用将促进血清胆固醇水平的降低。他汀类和植物甾烷醇并用产生的效果相当于他汀类剂量增加1～2倍时产生的效果。研究表明,植物甾醇类通常与食物同服,每日

2～3次,耐受很好。但是,植物甾醇和植物甾烷醇在降低血清胆固醇方面,其疗效是中度的,这与肝脏中胆固醇合成的代偿性增加有关。此外,植物甾醇和植物甾烷醇产品的价格相对较高,每日需服用几次,这对消费者来讲是不太容易接受的。

## 58. 何谓膳食补充剂

膳食补充剂是一种用于补充饮食的,包含一种或多种膳食成分的产品,如维生素、矿物质、氨基酸、草药或其他植物,以及人们使用的可通过增加总摄入量来补充饮食的物质;可以是上述成分的浓缩物,代谢产物,组成成分,提取物或其组合;拟以胶囊、粉末、滴丸、软胶囊等形式服用,但不能代表传统的食物,不能作为正餐,或者饮食的单一项目应用。

## 59. 膳食补充剂对药物有何影响

从药代动力学角度来看,膳食补充剂可以通过抑制或者诱导特定的酶和转运体,对真正的治疗目标药物的吸收、分布、消除或清除产生复杂的影响。相当多的中草药和补充剂已被证明是有效的细胞色素 P450（CYP）酶体系的抑制剂,一些中草药和营养补充剂也影响细胞膜转运体的功能。它的基本功能是包括主动转运某些特异外源物、药物、化学物质,甚至将某些已被上皮细胞吸收的食物成分再排回至肠腔,尤其那些口服生物利用度低的药物能直接影响它们的吸收。与此相反,一些补充剂能增强某种目标药物对特异受体的药理学作用。因此,在研究患者的药物疗法复杂的药物相互作用时,膳食补充剂扮演着重要角色,可能对患者的治疗结果产生重要影响。

## *60.* 大蒜对药物有何影响

蒜作为一种食物调味剂已经沿用了几个世纪。人们相信它也能够产生其他有益的效应。在古代，蒜也用于治疗头痛、体虚衰弱、癫痫等常见病症，甚至通脉散瘀作用治疗痔疮。现代理论认为，蒜可以用来抗高血压、降低胆固醇、抗动脉粥样硬化和稀释血液。大蒜素被认为是蒜的活性成分，但它只在榨碎大蒜食用时才会产生，而烹调或加热的过程会破坏大蒜素合成所必需的酶。尽管如此，在蒜制品中还发现了其他成分也可能具有活性作用。

研究发现，蒜对 CYP3A4 同工酶的活性没有显著的影响，但却对 CYP2E1（CYP 家族中的一种酶）代谢通路有确定的抑制作用。在蒜与 CYP 酶系统的相互作用及其机制有进一步的研究证明之前，临床医师都应对食用蒜同时又接受 CYP 或 P-糖蛋白-底物处方药治疗的患者多加注意。在服药期间，中医经常提醒"忌辛辣"是有道理的，其中也包括大蒜。

## *61.* 银杏叶对药物有何影响

银杏叶是很受欢迎的中草药，来自于银杏树的干叶。银杏树的故乡是中国，银杏叶的应用可以追溯到我国传统医学起源之时。现在银杏叶被广泛用于各种疾病的治疗，如认知、记忆、脑血管病、外周血管病和多发性硬化等。各种银杏叶药品中的活性化合物是从叶中提取出来的，包括银杏苦内酯及银杏内酯。

在银杏与药物的特异性相互作用方面，有许多病例报告表明，银杏与抗凝药华法林及阿司匹林可能存在相互作用。银杏叶与其他抗凝药物合用最常见的作用结果是出血。各种银杏苦内酯都具有抑制血小板活化因子的特性，这可能是加重出血反应的部分原因。不少病例报告指出,银杏叶的使用使患者发生严重出血事件的危险性增加。由于银杏叶有增加出血危险的潜在可能,临床医师应建议患者在接受抗凝治疗时,以及任何既定的外科手术前,应避免应用这种中草药。在代谢方面,关于银杏叶是否会影响CYP活性的研究存在着相互矛盾的结果。在银杏叶的代谢特征没有明确之前,有理由建议患者不要将银杏叶和其他属于抗凝药物的处方药共同使用。

## 62. 叶酸补充剂与苯妥英钠有何相互作用

研究证明,临床上50%接受苯妥英钠长期治疗的癫痫患儿存在叶酸的缺乏。然而,每日1毫克叶酸补充治疗会使15%～50%的患者血清苯妥英钠浓度显著下降。叶酸与苯妥英钠的相互作用可能是双向的相互依赖,如果需要叶酸补充治疗,那么必须密切跟踪苯妥英钠血清浓度的变化,以防止血中苯妥英钠的治疗浓度不足而导致癫痫突然发作。

## 63. 维生素E补充剂与药物有何相互作用

维生素E补充剂与药物的相互作用一直备受关注。首先被报道的是接受肝脏移植的儿科患者使用维生素E能促进口服环孢素的吸收。随后,一项更为正规的观察研究试验在肝移植患者中展开,在26名延长静脉给药时间或每日口服比常用推荐剂量(成年人＞10毫克/千克体重/日;儿童,30毫克/千克体重/日)更高的环孢素,而血药浓度仍未能达到治疗水平的患者,在每次口服环孢素前给予维生素E能显著增加环孢素的吸收。7例儿科患者用量降低3.7%。环孢素稳态和全血谷值浓度均有显著的升高。环孢素也常用于儿童的难治性肾病及再生障碍性贫血。

# 六、疾病与营养的关系

## 1. 何谓小儿口炎

口炎俗称口疮,也是小儿常见的口腔疾病,患病的小儿主要以口舌黏膜上出现淡黄色或灰白色表浅如豆大的小溃疡,局部灼热疼痛为特征。一年四季都可发生,任何年龄小儿都可以发生口疮,口疮是局部病变,一般预后良好。可以由细菌、病毒、药物过敏、念珠菌感染等原因引起,因受伤感染或全身抵抗力下降而诱发。

## 2. 小儿口炎与营养有何关系

可以这么说,几乎所有的疾病都与营养有关,小儿消化道疾病更是直接影响营养物质的摄取。由于小儿口疮是口腔疾病,疼痛是主要感觉,往往不能进食,特别是反复发作的口炎必然影响食物的摄入,造成维生素、矿物质的缺乏,甚至蛋白质、脂肪的缺乏,而影响营养状态,还有可能影响免疫系统。好在小儿口疮经过合理治疗,多数病程短,预后好,对营养影响不大。

## 3. 小儿口炎有哪些临床表现

(1)细菌引起的口疮:本病发生在口腔各部位,常见于唇内、舌及颊黏膜等处,可蔓延到唇和咽喉部。有大小不等的红色小疹,糜烂或溃疡,创面覆盖较厚的灰白色或黄色假膜,边界清楚,易于擦去,擦后遗留溢血的糜烂面,不久又重新出现假膜。局部疼痛,淋巴结肿大。小儿拒食、烦躁、发热 39℃～40℃。外周血白细胞计数常增高;创面渗出液涂片染色可见大量细菌。全身症状轻者约1周体温恢复正常,溃疡逐渐痊愈;重者可出现脱水和酸中毒。

(2)病毒引起疱疹性口炎:本病起病发热达 38℃～40℃,1～2天后,牙龈、唇内、舌、颊黏膜等各部位口腔黏膜出现单个或成簇的小疱疹,直径 2～3 毫米,周围有红晕,迅速破溃后形成溃疡,有黄白色纤维素性分泌物覆盖,多个溃疡可融合成不规则的大溃疡,有时累及上腭和咽部。在口角和唇周皮肤亦常发生疱疹,疼痛颇剧、拒食、流涎、烦躁,颌下淋巴结常肿大。体温在 3～5 天后恢复正常,病程 1～2 周。局部淋巴结肿大可持续 2～3 周。疱疹性口炎的致病原是单纯疱疹病毒。本病应与柯萨奇 A 病毒引起的疱疹性咽峡炎相鉴别。疱疹性咽峡炎多发生于夏秋季,疱疹主要发生在咽部和软腭,有时见于舌但不累及牙龈和颊黏膜。

(3)药物过敏性口炎:药物过敏性口炎是指服了某种药物后,使口腔黏膜发生急性炎症的表现。一般在服药后 24 小时左右发病。其早期症状是口腔黏膜充血、水肿或出现红斑和水疱等。由于药物不断吸收,使早期症状逐渐加重并形成黏膜溃烂。这种黏膜溃烂面不同于一般口疮表现,在其溃烂面上覆盖血性分泌物,溃烂面肿胀,常常引起剧烈疼痛,儿童因疼痛而拒食。药物过敏的部位以口腔前部多见,如上下唇黏膜、舌背、上腭等。

(4)真菌感染引起的口炎:又叫鹅口疮,为白色念珠菌感染引起。诱因有营养不良、腹泻及长期使用抗生素、激素等,食具污染,均可引起鹅口疮。鹅口疮的特点是小儿口腔黏膜上出现白色乳凝块样物,分布于颊黏膜、舌、牙龈和上腭表面。初起时呈小点状和小片状,渐融合成大片,不易擦去,若强行擦拭后局部潮红,可有出血。患儿一般情况良好,无痛,不影响吃奶,偶有个别患儿因口炎累及消化道、呼吸道而出现呕吐、声嘶或呼吸困难。

（5）念珠菌引起的口角炎：易发生于儿童、身体衰弱和血液病患者。本病的特征是常为双侧口角罹患，口角区的皮肤与黏膜发生皲裂，邻近的皮肤与黏膜充血，皲裂处常有糜烂和渗出物，或结有薄痂，张口时疼痛或溢血。可同时并发舌炎、唇炎。应与维生素 $B_2$ 缺乏症或细菌口角炎区别，维生素缺乏多因偏食引起。细菌口角炎多单发于一侧口角，细菌培养阳性。

## 4. 小儿口炎如何预防

（1）避免小儿营养不良及维生素缺乏。

（2）重视小儿口腔卫生，特别是小儿患急性感染时，应注意及时清洗小儿口腔。

（3）注意小儿饮食及奶具的清洁消毒。

（4）合理应用抗生素，避免滥用而诱发小儿鹅口疮及二重感染。

（5）药物过敏性口炎预防。①要牢记不能随便用药，力求做到科学用药、合理用药和安全用药。切忌用药过多、过乱、过杂，掌握好用药剂量。同一种药物不宜使用过久。同时，要注意药物的交叉过敏和多价过敏现象。例如，对青霉素过敏的小儿，禁忌口服阿莫西林，因为二者之间存在交叉过敏现象；另外，对氨基比林过敏的小儿，禁忌使用去痛片（索密痛），因为去痛片的主要成分便是氨基比林。②重视中药的过敏反应。在人们的传统观念中，药物过敏反应是西药的问题，似乎中药不存在类似问题。其实某些中药也会产生药物过敏反应。

## 5. 小儿口炎如何治疗

常见的小儿口炎有鹅口疮、疱疹性口炎、细菌性口炎 3 种。

(1)鹅口疮的治疗:一般用 2%碳酸氢钠清洗口腔后,局部涂抹制霉菌素或冰硼散,每日 1～2 次,数日后便可痊愈。若病变广泛者可用制霉菌素 10 万单位,加水 1～2 毫升涂患处,每日 3～4次。

(2)疱疹性口炎的治疗:局部可用疱疹净(研细涂之)或中药锡类散等。进食前为减轻疼痛可用 2%利多卡因局部涂抹。一般不用抗生素,可给予小儿解热药对症处理。小儿患病期间的口腔护理很重要,包括保持小儿口腔清洁、勤喂水,禁用刺激性、腐蚀性、酸性或过热的食品、饮料及药物。

(3)细菌性口炎的治疗:局部涂金霉素鱼肝油,服用中药养阴生肌散,以及 2%利多卡因止痛外,病情较重的小儿要给予抗生素及对症治疗。

## 6. 小儿"溢奶"与胃食管反流病有关吗

当胃内已消化或未消化的食物、胃酸或气体回流到食管中时,即称之为胃食管反流病;当胃的内容物跑到口咽部时,在婴儿期称之为"溢奶";若胃内容物跑出口腔外,则称为"呕吐"。婴儿期的"溢奶"和"呕吐"常和胃食管反流有关。有两种情况,生理性原因是贲门局部括约肌发育不全。尤其是婴儿,若无器质性病变,多在生后 18 个月内逐渐好转,而病理性反流常有解剖学的异常或继发性病变,从而引起一系列症状,如小儿胸骨后烧灼感、反酸。婴幼儿顽固性呕吐也可视为是病理性的。

胃食管反流病与营养有密切关系,因呕吐、食管炎引起喂养困难而摄食不足,引起营养不良发育障碍,是婴幼儿胃食管反流病的主要并发症。食管炎较重时可引起慢性失血性贫血。可出现生长发育迟缓,反复不愈的呼吸道症状等。

## 7. 小儿胃食管反流病有什么特点

近年国外研究发现,胃食管反流病在小儿中发病率较高,约在8%。尽管大部分患儿在生后 12～18 个月时症状消失,而未经治疗的患儿在其 4 岁时有 10% 会出现并发症,如贫血、营养不良、生长迟缓、食管炎、吸入性肺炎等,所以早期诊断及治疗是一致的共识。

胃食管反流在婴儿时期是十分常见的,根据研究,婴儿一天当中可能会发生 20～30 次的胃食管逆流,且多数是以"溢奶"来表现,较严重者还会出现"吐奶"。症状常在出生几天后出现,每次发生的时间不固定,可能在喂奶中、喂奶后、刚睡醒后活动或在换尿布时,有的婴儿表现为哭闹、烦躁。但只要是短暂且没有出现合发症,都算是一种正常的生理现象。

学龄前儿童的临床表现为间歇性呕吐,小儿反复出现上腹部不适,烧灼感,甚至口吐酸水,有的小儿无原因地呕吐,反复出现咽部不适,多在餐后出现,卧位加重,服抗酸药后减轻,亦可有胸骨后疼痛和胸闷及吞咽困难等。

小儿胃食管反流并发症有:胃窦炎和(或)十二指肠炎,十二指肠溃疡。这些疾病势必会影响营养的摄取,要引起足够重视。

## 8. 反流出现的原因是什么

我们可以把食管下端区域想象成一扇门,进食后,吞咽动作引起食管蠕动,帮助食物进入胃,由于括约肌的作用,这扇"门"迅速关闭,才不使食物回到食管。多种原因引起的这扇门关闭障碍均可出现反流。

(1)食管下端括约肌功能不全。

(2)食管蠕动和廓清能力下降。

(3)胃排空延迟,胃内压增高。

(4)解剖因素,如食管裂孔疝、食管腹腔段过短、胃食管角过钝和贲门部黏膜皱褶的抗反流作用减低。

## 9. 胃食管反流病的检测方法有哪些

目前对胃食管反流病诊断的方法颇多,但胃食管及消化道 X 线钡剂造影检查仍是重要手段。X 线透视下不但能明确反流是否存在,且能直接观察到反流形式,估计反流量,食管对反流物的廓清能力及胃排空情况。还有以下检测方法:24 小时食管(或胃食管双 pH 电极)pH 值测定,食管压力测定,胃排空试验,同位素扫描,内镜及组织活检,腹部 B 超,CT 等。如呕吐时,应注意与神经系统及代谢系统等方面的疾病鉴别,出现胸骨后疼痛及烧灼感时,应详细检查并询问有无相关疾病(包括心血管系统),既往史或服用刺激性药物史。要区别生理性反流和病理性反流。

## 10. 儿科治疗胃食管反流病的方法有哪些

目前胃食管反流病的诊治争议较多。从反流分级中发现,儿童多为轻度胃、十二指肠炎症及溃疡等伴发。胃食管反流发生的频率随着年龄增长而减少,通常年龄越大,症状越轻微,1 岁以后只有 5％的幼儿有溢奶或呕吐的问题。所以,容易吐奶的宝宝若体重增加正常,家长可不必过于担心,以下改善方法可供参考。

(1)饮食及体位疗法:①胃食管反流病症状较轻微的婴儿,父母在喂奶后不要让宝宝太快躺下,先维持直立的姿势20分钟之后,上半身抬高45°右侧卧位半小时,在喂奶后1小时再采取左侧卧位。②少量多餐、尝试稠浓配方奶,也有帮助。③必要时可使用一些促进胃排空的药物、制酸剂。④较大患儿睡眠时可以垫高枕头,进食后也不要立刻躺下。⑤避免摄取酸性食物,如碳酸饮料、柑橘、番茄、咖啡、巧克力等。

(2)药物疗法:胃酸反流较重者,可选用 $H_2$ 受体阻滞药如雷尼替丁、甲氰咪胍或质子泵抑制药如奥美拉唑等。也常配合胃黏膜保护药等。有胃排空障碍者,可选用多潘立酮以改善胃动力。如果单以多潘立酮或普瑞博思等胃动力药治疗难以奏效者,可联合雷尼替丁等 $H_2$ 受体拮抗药及抗生素治疗。

# 11. 何谓小儿腹泻

小儿腹泻是由多种病原及多种病因引起的一种消化道疾病。小儿腹泻的发病率仅次于急性呼吸道感染,居小儿多发病的第二位。患儿大多数是2岁以下的宝宝。每年6~10月至次年1月是腹泻的高峰期。大便性状异常,伴有水电解质紊乱。按腹泻程度分为轻型(单纯性腹泻)、重型(中毒性腹泻)。

(1)轻型腹泻:多为饮食因素或肠道外感染所致,或由肠道内病毒或非侵袭性细菌引起。主要为胃肠道症状,其每日大便次数多在10次以下,少数患儿可达十几次,每次大便量不多,稀薄或带水,呈黄色,有酸味,常见白色或黄白色奶瓣(皂块)和泡沫,可混有少量黏液。一般无发热或发热不高,伴食欲缺乏,偶有溢乳或呕吐,无明显的全身症状,精神尚好,无脱水症状,多在数日内痊愈。

(2)重型腹泻:多因肠道感染引起,腹泻频数,每日 10~30 次以上,水分多而粪质少或混有黏液稀水便,同时可伴有腹胀和呕吐,脱水、电解质紊乱酸中毒。

### 12. 小儿腹泻与营养有何关系

小儿腹泻常导致营养不良、多种维生素缺乏,使全身抵抗力低下而受多种感染。小儿腹泻迁延日久,或反复多次禁食、长期能量不足,易导致贫血和维生素 A 缺乏。久泻致肝功能受损,细菌感染致中毒性肝炎,维生素 K 吸收减少和凝血酶原减低而致出血。脱水严重时电解质紊乱,可出现高钠或低钠血症,或高钾血症。

小儿腹泻时的膳食治疗,能迅速改善患儿的营养状态,提高免疫功能,纠正肠道的功能不全。

### 13. 小儿容易发生腹泻的因素有哪些

(1)1~2 岁的小儿生长发育特别迅速,所以身体需要的营养及能量较多。然而,消化器官却未完全发育成熟,分泌的消化酶较少,因此消化能力较弱,由于喂养护理不当,容易发生腹泻。

(2)由于小儿神经系统对胃肠的调节功能差,所以饮食稍有改变,如对添加的断乳食品不适应,短时间添加的种类太多,或一次喂得太多,突然断奶,吃了不易消化的蛋白质食物;冬天气温低,身体受凉加快了肠蠕动;秋天温差大,腹部易受凉;夏天太热,消化液分泌减少,都可以引起腹泻。

(3)由于小儿全身及胃肠道免疫力较低,容易被感染。所以,只要食物或食具稍有污染均可引起腹泻。

### 14. 非感染性腹泻有哪些特点

(1)生理性腹泻:有的婴儿出生不久就出现黄绿色的稀便,大便次数也多,但精神很好,没有呕吐,食欲始终很好,随着年龄增长,于添加辅食品后腹泻会自行消失。

（2）消化不良性腹泻：婴儿期引起腹泻的最常见原因是由于喂养不当,多为人工喂养儿,量过多或过少或食物成分不适宜,如过早喂食大量淀粉或脂肪类食物、突然改变食物品种或断奶;个别小儿对牛奶或某些食物成分过敏或不耐受（如乳糖酶缺乏）,可发生腹泻;气候突然变化受凉使肠蠕动增加;天气过热使消化液分泌减少,吃奶过多,增加消化道负担,均易诱发腹泻。

（3）过敏性腹泻：食物过敏或食物不耐受是婴幼儿常见的腹泻原因,腹泻可以是不消化的黏液便,也可有痢疾样血便、血丝便。伴有呕吐、腹胀、嗳气、腹痛、腹部不适、拒食,时间较长后导致小儿生长迟缓、贫血、精神不振,甚至衰竭状态。

## 15. 感染性腹泻有哪些特点

由于细菌、病毒或真菌侵入肠胃道引起的腹泻称感染性腹泻。患有这类腹泻的小儿多数有发热,呕吐,粪便有异常臭味,含有黏液或脓血,如不及时治疗,则腹泻会持续或加重。由于引起腹泻的病原体不同,其腹泻又各有其特点。

（1）细菌性痢疾：简称菌痢,轻者常无发热或仅有低热,大便次数增加,混有脓血的可突发高热,面色苍白,抽搐,四肢发冷,脉搏摸不到,甚至昏迷不醒,称其为中毒型菌痢。1岁以内的婴儿患菌痢症状往往不典型,表现无热或低热,每天排3～5次水样便,易误诊为消化不良。如果是细菌性痢疾引起的腹泻就要及时治疗,不能麻痹。一般1～2周内逐渐恢复,如果治疗不及时或不彻底就可能转为慢性。

（2）病毒（多为轮状病毒）引起的腹泻：由于消化道传染,也可以有呼吸道传染,大多发生在每年的8～11月份,9月份是发病高峰,又称秋季腹泻。多见于营养良好的6～18个月的婴儿。秋季腹泻起病急,体温升高在38℃～40℃,同时伴有感冒症状,在发病当天就有腹泻。大便像米汤或蛋花汤一样,少量黏液。由于大便量多,常像水一样冲出来,因此患儿很快就出现眼眶凹陷、口唇干燥等脱水症状。小儿有严重口渴感和哭闹不安等现象。轮状病毒肠炎的自然病程一般在7～10天,预后一般良好。

(3)弯曲菌引起的腹泻:空肠弯曲菌是小儿感染性腹泻的重要致病菌之一,几乎占感染性腹泻病例中第二位,仅次于菌痢。全年均可发生,夏秋季为发病高峰,尤以两岁以下小儿常见。潜伏期3～5天,全身中毒症状明显,有高热、呕吐和腹痛,接着出现黄色带有奇特恶臭的水样便,少数为黏液或脓血样便。

(4)真菌引起的腹泻:患儿大便黄色稀薄或绿色,多泡沫无黏液呈豆渣样。多见于久用或滥用抗生素的患儿。

## 16. 如何判断小儿脱水

(1)轻度脱水:失水量约为体重的5%(50毫升/千克)。精神稍差,皮肤干燥弹性稍差,眼窝、前囟稍凹陷,哭时有泪,口腔黏膜稍干燥,尿量稍减少。

(2)中度脱水:失水量占体重的5%～10%以上(50～100毫升/千克)。精神萎靡,皮肤干燥、弹性差,捏起腹部皮肤皱褶展开缓慢,眼窝和前囟明显凹陷,哭时少泪,口腔黏膜干燥,四肢稍凉,尿量减少。

(3)重度脱水:失水量约为体重的10%以上(100～120毫升/千克)。精神极度萎靡,表情淡漠,昏睡或昏迷,皮肤明显干燥、弹性极差,捏起皮肤皱褶不易展平,眼窝和前囟深陷,眼睑不能闭合,哭时无泪,口腔黏膜极干燥。

### 17. 小儿腹泻有哪些并发症

腹泻常导致营养不良、多种维生素缺乏和多种感染。

(1)营养不良:小儿常因腹泻后营养不良,使全身抵抗力下降而受感染。常见的并发症有皮肤化脓性感染、泌尿系感染、中耳炎、上呼吸道感染、支气管炎、肺炎、败血症。病毒性肠炎偶有并发心肌炎。

(2)鹅口疮:病程迁延或原有营养不良的患儿易并发鹅口疮,尤其在长期使用广谱抗生素后更易并发鹅口疮,如不及时停药,真菌可侵入小儿的肠道,甚至引起小儿全身性真菌病。

(3)中毒性肝炎:腹泻病程中可出现黄疸,多见于原有营养不良的患儿。大肠埃希菌引起的肠炎,并发大肠埃希菌败血症,导致中毒性肝炎。腹泻后病情很快加重,出现黄疸后很快死亡。但如及早发现,及时注射多黏菌素、氨苄或羧苄青霉素,多数患儿可治愈。

(4)营养不良和维生素缺乏:小儿腹泻迁延日久,或反复多次禁食,长期能量不足,易导致营养不良、贫血和维生素 A 的缺乏。久泻致肝功能受损,维生素 K 吸收减少和凝血酶原降低,而导致出血。

(5)其他并发症:脱水重时可并发急性肾衰竭。此外,还可出现中毒性肠麻痹、肠出血、肠穿孔、肠套叠和胃扩张;也可因输液不当引起小儿急性心力衰竭、高钠或低钠血症,或高钾血症。婴儿呕吐护理不周时,还可引起窒息。

### 18. 护理腹泻患儿有哪些注意事项

(1)补充水分:宝宝腹泻一开始多为轻度脱水,只要在医生的指导下,完全可以在家里进行治疗。那么,妈妈首先要做的是判断宝宝是否是轻度脱水。轻度脱水的临床表现为宝宝有口渴感,口唇稍干,尿量比平时要少,颜色发黄,伴有烦躁、爱哭等。

妈妈可从以下补液方法中选择一种为宝宝补水:①自制补液,即在500毫升温开水中加入1.75克的食盐;注意水和盐的比例,盐过多可能会引起高渗性脱水。②用口服补液盐补液,补液盐是已配好的干粉,使用时按说明书配成液体即可。然后在最初4小时里,按宝宝的每千克体重给予20～40毫升液体。此后,随时口服,能喝多少喝多少。2岁以下的宝宝可每隔1～2分钟喂1次,如果宝宝呕吐,待10分钟后再喂1次;一旦宝宝出现眼睑水肿,表明补液有些过量,应暂时改喝白开水或母乳。不要把补液盐加在奶、米汤、果汁或其他饮料中,并且按说明配制完毕之后,不能再往里加糖,否则影响补液效果。

(2)营养膳食:急性腹泻呕吐患儿可禁食4～6小时后,遵循少量多餐的原则,每日进食6次。母乳喂养的宝宝继续吃母乳,但妈妈的饮食中含脂量要低,否则会使宝宝腹泻加重;6个月以内人工喂养的宝宝,可按平时用量喝奶;6个月以上已经添加辅食的宝宝,可以吃一些易消化的食物,如稀粥、烂面条、鱼肉末、少量蔬菜泥、新鲜水果汁或香蕉泥,直至腹泻停止后2周。用牛奶代替,一般就可以保证宝宝的营养需要。

(3)臀部护理:对宝宝的小屁股要倍加呵护,由于宝宝排便的次数增多,会不断地污染小屁股,而且腹泻时,排出的粪便对皮肤刺激较大。因此,宝宝每次排便后,妈咪都要用温水清洗小屁股,特别是注意肛门和会阴部的清洁,最好用柔软清洁的棉尿布,以免发生红臀及尿路感染。如果小屁股发红了,应将它暴露在空气中自然干燥,然后涂抹一些尿布疹膏。

(4)观察病情:妈妈要严密观察宝宝病情的发展,如果宝宝烦躁不安加重,囟门和眼窝出现凹陷,哭时眼泪少,看上去口干舌燥,尿很少,用手捏起宝宝大腿内侧的皮肤皱褶变平。这种情况表明宝宝的身体脱水已经较重了;或在家已经治疗了3天,但病情总不见好转,出现频繁的大量水样便,呕吐、口渴加剧,不能正常进食进水,补液后尿仍很少,宝宝发热及便中带血等症状,这时赶快带宝宝去医院进行诊治。

(5)症状处理:妈妈应注意不要轻易给宝宝止吐,呕吐可能是腹泻的早期症状。如果由于食物中毒引起的呕吐,不但不要止吐,还应该洗胃,把有毒食物清洗干净。所以,治疗婴幼儿腹泻引起的呕吐,不是止吐,而是补充由呕吐引起的体液损失,可以反复多次少量喂水。有些年轻妈妈看到宝宝腹泻不止,急着要求医生快快把腹泻止住或者自作主张去买止泻药给宝宝吃,结果不但腹泻没有止住,还可能加重病情。治疗腹泻的方法不是急于去止泻,而是应该补充因腹泻引起的机体脱水和营养不足。

(6)滥用抗生素:婴幼儿腹泻多数是非感染性因素引起的,用抗生素治疗无效。有的家长病急多投医,今天去了这家医院,明天又去找另一家,刚用上一种抗生素,又换上另一种,造成抗生素应用过多过杂的现象,不但对腹泻治疗不利,还可能引起患儿抗生素诱发的腹泻,使腹泻治疗更加困难、复杂和迁延。

## 19. 小儿腹泻有哪些常用食物

胡萝卜泥与小米汤是治疗小儿腹泻的常用食疗方之一。研究表明,胡萝卜所含挥发油能起到促进消化和杀菌的作用,可减轻小儿腹泻和小儿胃肠的负担;胡萝卜还含有果胶、木质素、黄碱素等物质,能使大便成形并吸附肠道内的细菌和毒素。临床观察表明,在给小儿腹泻患儿喂食胡萝卜泥时,若让患儿适量喝点小米汤,可大大减少顽固性腹泻的次数。以下介绍几种止泻食物的制作方法:

(1)胡萝卜泥:将胡萝卜用清水洗净,去皮后切成块,将切成块的胡萝卜置入电饭锅内蒸熟,蒸熟后的胡萝卜用磨板磨成胡萝卜泥。每日3次,每次1~2勺。

(2)小米汤:取小米250克,加水2 500毫升,微火煮2小时,取上层米汤。每日6次,每次30~100毫升。

(3)酸牛奶:鲜牛奶消毒后加入适量市售酸牛奶经乳酸杆菌发酵而成。酸牛奶的凝块小,易消化,能刺激胃肠道消化酶分泌,同时有杀菌作用。适用于经常腹泻的婴幼儿。

(4)苹果泥:取新鲜苹果一个,切开,用金属小勺轻轻刮取。苹果的纤维较细,对肠道刺激小,富有碱性,含有果胶和鞣酸,有吸附和收敛作用。适用于小儿腹泻。

(5)焦米汤:先将米粉炒至焦黄,加水和适量糖煮沸成稀糊状。米粉遇水加热即成糊精,易于消化,而且米在炒制时表面部分炭化,具有吸附止泻作用。适用于腹泻较重的患儿。

(6)山楂粥:山楂10~20克,大米30克,白糖5克,共煮成粥,每日分3次喂食,连服3~5日。适用于小儿饮食不节引起的腹泻。还可将山楂去核炒成炭,研末,加适量白糖冲水饮服,每次3克,每日3次。适用于小儿腹泻和腹痛。

## 20. 沙门菌引起小儿慢性腹泻如何调理

小儿慢性腹泻常导致营养不良,进而引起死亡。全世界每年约有500万儿童死于这种情况,成为儿童死亡的第一位原因。在我国北京地区,小儿慢性腹泻主要由沙门菌引起,并同时伴有肠道功能失调。急性菌痢转为慢性菌痢者占10%~15%,小儿患慢性腹泻时首先是实验室检查。

(1)实验检查:首先要进行细菌培养及大便常规检查。弄清腹泻原因,有针对性地进行抗菌治疗。

（2）调整饮食：大部分腹泻患儿有双糖酶水平的下降。如果禁食，可以减轻腹泻但饥饿更加重营养不良；如不控制饮食，必然加重腹泻。此时需要有一个饮食调整阶段，对大部分患儿效果十分明显。饮食的配制，主要采用脱脂奶、米汤及糕干粉。

（3）提高免疫：慢性腹泻患儿的肠黏膜及大便中免疫球蛋白 A 含量明显下降，是腹泻慢性化的原因。常采用胸腺肽等免疫调节剂，必要时输新鲜血，并注意给患儿补充钙、钾及各种微量元素。

## 21. 哪些西药可治疗小儿秋季腹泻

（1）西咪替丁：西咪替丁是抗溃疡药物，也具有抗病毒和增强细胞免疫、促进病毒感染恢复作用，能促进病变肠黏膜上皮细胞功能成熟，提高肠道吸收功能，同时可降低肠道黏膜细胞环磷腺苷水平，减少水和电解质分泌，促进钠、水的吸收。秋季腹泻患儿口服西咪替丁，每日每千克体重 15～20 毫克，分 3 次服，疗程 3～5 日。

（2）维生素 $K_3$：维生素 $K_3$ 能直接松弛消化道平滑肌，缓解平滑肌痉挛，并有镇静作用，能有效地调整肠道功能，控制腹泻。秋季腹泻患儿肌内注射维生素 $K_3$，每日每千克体重 0.5～1 毫克，每日 1 次，疗程 3～5 日。

（3）双嘧达莫：双嘧达莫又叫潘生丁，具有广谱抗病毒作用，能选择性抑制病毒的核酸合成；还可影响前列腺素的代谢，使肠蠕动减慢，分泌减少，增加水和电解质的吸收，恢复胃肠道功能。秋季腹泻患儿给予双嘧达莫每日每千克体重 3～5 毫克，分 3 次口服或肌内注射，连用 3～5 日。

（4）复方丹参注射液：复方丹参注射液常用于治疗心脑血管疾病，本药有活血化瘀、改善肠道微循环作用，能促进小肠刷状缘被损害的上皮细胞正常再生，加快肠黏膜的修复，使肠黏膜的转运和吸收功能恢复正常。秋季腹泻患儿给予复方丹参注射液 2 毫升，肌内注射,每日 2 次,连用 2～3 日,或复方丹参注射液 6～10 毫升加入 5‰葡萄糖液内静脉滴注,每日 1 次,至腹泻停止。

(5)氯丙嗪:氯丙嗪是中枢神经抑制药物,本药能减少肠道三磷腺苷形成环磷腺苷,恢复钠泵功能;对肠道 α-肾上腺素受体、M 胆碱受体有不同程度的阻断作用,导致胃肠蠕动减慢,延长水、电解质吸收时间;激活双糖酶活性及抗病毒作用。秋季腹泻患儿在常规治疗基础上,肌内注射氯丙嗪,每千克体重 1 毫克,必要时隔日再加 1 次。

## 22. 怎样预防小儿腹泻

(1)注意饮食卫生:加强卫生宣教,对水源和食品卫生严格管理。食品应新鲜、清洁,凡变质的食物均不可喂养小儿,食具也必须注意消毒。

(2)提倡母乳喂养:母乳是 6 个月以内婴儿最适宜的食物,应大力提倡婴儿按需喂养。人乳中含有免疫球蛋白 A(IgA),可中和大肠埃希菌肠毒素,有预防感染大肠埃希菌的作用。

(3)按时添加辅食:小儿在添加辅助食物时必须注意从少到多,逐渐增加,使婴儿有一个适应过程;从稀到稠,先喝米汤,渐渐过渡到稀饭、软饭;从细到粗,如加水果时,开始喂果汁,而后吃果泥。6 个月婴儿可试加鸡蛋黄、鱼泥、嫩豆腐;7 个月以后可添加富有营养、适合其消化吸收的食物,如鱼、肉末、青菜、饼干等,逐渐为断奶做些必要准备,但应避免在夏天断奶。在逐渐添加食物时,最好先习惯一种食物后再加另一种食物,如遇小儿生病应暂时不加另一种食物。食欲缺乏时,不宜强制进食。

(4)增强体质:平时应加强小儿户外活动,提高小儿对自然环境的适应能力,注意小儿体格锻炼,提高机体抵抗力,避免不良刺激;小儿日常生活中应防止过度疲劳、惊吓或精神过度紧张和感染各种疾病。

（5）接种疫苗：接种轮状病毒活疫苗是预防小儿腹泻的有效手段，保护率可达 75%～80%。该疫苗是计划外免疫，使用方便、安全、免疫效果好。但获得免疫时间较短，轮状病毒又有 A、B、C、D 4 个亚型，相互没有交叉免疫，疫苗不能覆盖所有的亚型，所以疫苗需要一年到一年半接种 1 次。接种方法：用疫苗内附的吸管吸取疫苗，送入宝宝口内并使其咽下。应 1 次服用完。

## 23. 小儿便秘有哪些危害

小儿经常出现便秘或大便干燥，这会影响孩子的健康，也可导致肛裂或痔疮，并可影响孩子的消化功能，使食欲减退。由于小儿腹部不适，注意力过多集中在便秘不适上，就会对外界事物淡漠，精力不集中，缺乏耐性，贪睡、喜哭、不爱说话，不爱交朋友。总之小儿便秘是儿科常见症状。小儿便秘的原因有很多，在不同年龄有着不同的原因，最好到医院检查一下，找到原因后再对症治疗是比较妥当的。

## 24. 小儿便秘与营养有何关系

（1）小儿便秘常常会感到腹部不适，影响孩子的进食情绪，使食欲减退，久而久之影响到消化功能，势必造成小儿营养不良而影响孩子的正常生长和发育。由于引起便秘的饮食中蛋白质含量过高使大便呈碱性，糖量不足，均可造成消化后残渣少，大便量少。食物中含钙多也会引起便秘，如牛奶含钙比人奶多，因而牛乳喂养比母乳喂养发生便秘的机会多。

（2）膳食纤维摄入不足，是孩子便秘的原因之一，小儿偏食和饮食过于精细，而导致小儿消化道长期缺少粗纤维，肠蠕动减弱，消化功能下降,如有的孩子不爱吃蔬菜,喜欢高脂肪、高胆固醇的食品,这样就造成肠胃蠕动缓慢,食物残渣在肠道中停滞时间过久,从而引起便秘。

## 25. 婴儿正常的大便是怎样的

吃母乳的宝宝,其大便一般呈黄色或金黄色,浓稠均匀成膏状;人工喂养的宝宝通常以摄入牛奶为主,因此大便呈淡黄色,质地比较干,有明显的臭味。如果喝的是含铁质较高的配方奶粉,大便通畅稍带绿色。

宝宝的大便是没有规定次数的。只要有规律,两三天一次都属正常。判断宝宝是否便秘,应从宝宝的具体症状来综合考虑。3天以上才拉一次大便,但宝宝并未出现异常症状,且宝宝的精神状态也不错,虽然宝宝大便的次数不多,但他在大便时比较顺利,大便的软硬程度也适中,就大可不必担心。

## 26. 宝宝便秘的原因有哪些

绝大多数的婴儿便秘都是功能性的,有些婴儿出生不久,大便就不顺当,隔1～2天或3～4天才解1次。更有甚者,如果没有家长的帮助,宝宝根本就不会排便。严重的会出现脱肛或肛裂出血。引起宝宝便秘的原因,除饮食因素外,还有习惯因素,由于生活没有规律或缺乏定时排便的训练,或个别小儿因环境突然改变,均可出现便秘。①患有佝偻病、营养不良、甲状腺功能低下的患儿腹肌张力差,或肠蠕动减弱,便秘比较多见。②肛门周围炎症,大便时肛门口疼痛,小儿因怕痛而不解大便,导致便秘。③患有先天性巨结肠的患儿,生后不久便有便秘、腹胀和呕吐。④腹腔肿瘤压迫肠腔时大便不能顺利通过,也可引起便秘。⑤小儿便秘与天气干燥有一定关系,天气干燥容易损耗津液,导致肠道干涩,再加上孩子喝水少,必然影响肠道的正常蠕动,导致排便困难。此外,不少孩子由于贪玩、贪吃,想排便时一忍就过去了,使得直肠逐渐对粪便压力刺激失去正常的敏感性,加之粪便在体内存留过久,水分被反复吸收,大便越来越干,排出就更困难了。

## 27. 小儿便秘的检查方法有哪些

(1)胃肠通过试验:本检查是服用不透 X 线标志物 20 个小时后,拍摄腹片一张(正常时多数标志物已经抵达直肠或已经排出),48 小时摄片的目的是有可能观察到此时的标志物分布,如多数已经集中在乙状结肠和直肠区域之内或尚未达到此区域,那么则分别提示通过正常或延缓,在 72 小时再拍摄一张,若多数标志物仍未抵达乙状结肠和直肠或仍在乙状结肠、直肠,则分别支持慢通过便秘或出口梗阻性便秘。

(2)肛门直肠指检:肛门直肠指诊是重要的检查方法,也是判断有无出口梗阻性便秘的常用、简易手法。尤其是增强括约肌张力,力排时括约肌不能有所松弛,反而更加收缩紧张,提示长期极度费力排便,导致括约肌肥厚,同时在力排时处于矛盾性收缩。

(3)胃肠 X 线钡剂造影:根据钡剂在胃肠道内运行的情况,了解结肠的运动功能状态,区分张力减退性便秘和痉挛性便秘,并可及时发现器质性病变,如先天性巨结肠、肿瘤、结核等。

(4)直肠镜、乙状结肠镜及纤维结肠镜检查:这几种检查可直接了解肠黏膜状态。由于便秘,粪便的滞留和刺激,结肠黏膜特别是直肠黏膜常有不同程度的炎症性改变,表现为充血、水肿、血管走向模糊不清。此外,在痉挛性便秘可见到肠管的挛缩性收缩,肠腔变窄。

(5)肛管直肠测压术:肛管直肠测压术是儿科常用的一种了解

直肠肛门功能障碍的技术。遇有严重便秘的患儿可用测压术确定直肠扩张时的阻力、肛管的静息紧张度、肛门随意肌收缩的强度,以及患儿对直肠扩张的自我感觉,并可对肛门括约肌反射做出评估。

(6)肌电图:对盆底肌和肛外括约肌进行肌电图观察是评估慢性便秘的有用方法。正常人休息时盆底横纹肌的张力维持紧张状态。应用体表皮肤电极探测,正常小儿排便时肛外括约肌张力下降,而便秘患儿仅 42%有耻骨直肠肌或肛外括约肌出现肌电活动下降。

## 28. 预防小儿便秘应注意哪些事项

(1)每餐饭食要少,要养成孩子每顿吃饭必须吃完的好习惯。孩子的胃容量小,对粗糙、大块或过量的食物,都容易让孩子的肠胃阻塞,引起腹部不适,消化不良。所以,孩子吃饭时,家长应给孩子准备一小份饭,一般约为成人量的 1/3 或 1/4。这样,孩子就不会有永远吃不完的感觉,吃完之后还会有成就感。

(2)少食多餐,慎选优质点心。

(3)巧妙补充纤维素,如果孩子平时不爱吃蔬菜、水果,可以让孩子多吃木耳、杏鲍菇、海苔、海带、干果等食物,以增加纤维素的摄入,从而促进排便。多摄取瓜果,便秘的孩子平时可以多食瓜类水果,如西瓜、香瓜、哈密瓜等,以消除其体内的燥热。如果孩子不喜欢这类水果的味道,可以在水果上洒点炼乳、酸奶或冰淇淋,让香浓的甜奶味盖过瓜味。此外,家长还应经常为孩子熬点绿豆、薏苡仁粥吃,也能起到通便的作用。

(4)家长应鼓励孩子多参加体育运动,因为运动可增加肠蠕动,促进排便。家长也可在孩子临睡前,以肚脐为中心按顺时针方向轻轻按摩其腹部,这样不仅可以促进孩子的肠蠕动,还有助于入眠。

（5）孩子应养成良好的排便习惯，定时排便。

（6）注意孩子的口腔卫生，这是家长不可忽略的问题。孩子牙齿不好会变得挑食、食欲缺乏、消化不良，也自然会影响排便。

## 29. 小儿便秘有哪些治疗方法

（1）饮食调理：①人工喂养儿较易便秘，但如合理加糖及辅食，可避免便秘。如果发生便秘，可将牛乳加糖增至 8%，并可加喂果汁如番茄汁、橘汁、菠萝汁、枣汁及其他煮水果汁，以刺激肠蠕动。②较大婴儿，吃两根香蕉，能润肠通便。香油拌菠菜，每次 150 克；用大枣熬汤，以汁喂食，可加菜泥、菜末、水果、粥类等辅食。③再大一些儿童，可加较粗的谷类食物如玉米粉、小米、麦片等煮成粥。1～2 周岁，如已加了各种辅食，每日奶量 500 毫升即够，可多吃粗粮食品、红薯、胡萝卜及蔬菜。有条件者可加琼脂果冻。④营养不良小儿便秘，要注意补充营养，逐渐增加入量，营养情况好转后，腹肌、肠肌增长、张力增加，排便自然逐渐通顺。应选择营养素含量丰富、宝宝易消化吸收的食品。

（2）训练习惯：排大便是反射性运动，小儿经过训练能养成按时排便的习惯。一般 3 个月以上婴儿可开始训练，清晨喂奶后由成年人两手扶持，或坐盆或排便小椅，连续按时执行 10～30 天即可养成习惯。对年长儿童的慢性便秘，除鼓励多运动、多进纤维多的食物外，亦应让其按时排便，养成良好习惯。

（3）药物治疗：小儿便秘最常采用的药物有促胃肠动力药、微生态制剂、润滑药、轻泻药等。小儿可在每晚睡前服镁乳，每次 0.5～1 毫升/千克体重，或液状石蜡每次 0.5 毫升/千克体重，也可两药制成合剂使用，可避免单用液状石蜡易自肛门漏出。以上药物可连用 3～5 日，同时次晨训练大便。为避免吸入，婴儿不用液状石蜡。儿童还可用酚酞，每次 3 毫克/千克体重，睡前服。

(4)外用药治疗:急性便秘或粪块嵌塞,可用开塞露5～10毫升注入小儿肛门内,刺激直肠引起排便;在家中可用小肥皂条插入婴儿肛门通便,也可用成人小指戴橡皮指套涂少量液状石蜡或凡士林,插入肛门通便。灌肠的方法刺激强,易养成不良习惯,所以非特殊需要时不宜采用。

(5)其他方法:目前对异常缺陷的患儿,采用生物反馈技术,对盆底肌功能失调者有效率可达37％～100％,且复发率低。

## 30. 何谓小儿厌食症

小儿厌食症是指小儿较长时期食欲缺乏,食量减少,不思饮食,甚至拒食,而精神状态较正常的一种常见病症。1～6岁小儿多有发生。厌食病程一般在1个月以上,体重低于正常体重8％。影响其生长发育,所以若出现厌食情况应及时进行治疗。

## 31. 厌食与营养的关系如何

由于小儿厌食,食量减少,使得各种营养素都缺乏,影响其小儿的生长发育。有人曾对1～7岁患小儿厌食症的儿童做过一次调查发现,仅有17％的儿童是因为疾病造成的,83％的患儿都是因为食物结构不合理、饮食习惯不良所致。

## 32. 引起小儿厌食的主要因素是什么

(1)不良的饮食习惯:因为目前市场儿童零食供应增多,所以乱吃零食,过食冷饮,高蛋白、高糖的饮食使食欲下降,两餐之间随意吃糖果、点心、花生、瓜子等零食,以及吃饭不定时、生活不规律都影响小儿食欲。再者,有些家长过分注意儿童进食,因为小儿不吃东西就发脾气,以威胁手段使小儿患上厌食症;家长本身有厌食偏食的习惯,给孩子留下不良的印象。

(2)全身性疾病:如急(慢)性胃肠炎,长期便秘,急(慢)性肝炎、结核病、胶原病、贫血、慢性感染等。小儿微量元素不足也可表现厌食。

(3)药物因素:有些抗生素可引起厌食,如大环内酯类,维生素A、维生素 D 中毒。

(4)气候环境:夏季天气过热,湿度过大,以及小儿食用过多的冷饮,都会使消化液的分泌减少,而影响食欲。

(5)神经性厌食:①急性精神刺激。如小儿受到强烈惊吓,精神萎靡、活动受限,食欲降低。这种厌食往往时间不会太长,恐吓心理过去食欲也就会恢复。②亚急性或慢性精神刺激。离开亲人及熟悉的环境,进入托儿所或其他新环境,均会直接影响小儿消化系统,使其胃肠平滑肌张力低下,消化液分泌减少,酶活性降低,并影响中枢神经系统对消化功能的调节,引起小儿厌食。

(6)顽固神经性厌食:多发生在青少年,特别是女孩,其确切病因和发病机制仍未阐明。大多数的研究者认为,发病前人格特征是显著的情绪不稳定。①心理特征。情绪不稳定抑郁,焦虑。②精神因素。学习紧张,爱美节食,家庭、失恋等压力。③饮食习惯。有偏食、挑食、喜零食者。④遗传倾向。

## 33. 小儿厌食症的检查项目有哪些

(1)超声检查,可反映患儿的胃动力学指标变化情况。

(2)微量元素的检查,可以帮助找到患儿是因为哪种微量元素缺乏引起的厌食症。

(3)血清电解质、血糖、血浆渗透压等指标,可以反映患儿机体内环境是否平衡,作为排查的依据。

(4)纤维胃镜检查。

## 34. 小儿患了厌食症应怎样纠正

(1)4个月以内的婴儿最好采用纯母乳喂养:研究表明,纯母乳喂养的小儿很少出现厌食。按顺序合理添加辅食,不要操之过急。小儿饮食以主、副食为主,不乱加额外的"营养食品"。不要使用补药和补品去弥补孩子营养的不足。

(2)定时进餐,适当控制零食:所谓定时进餐,就是按顿吃饭。小儿正餐包括早餐、中餐、午后点心和晚餐,三餐一点形成规律,消化系统才能有劳有逸地"工作",到正餐的时候,就会渴望进食。绝对不让孩子吃零食是不现实的,关键是零食吃得不能过多,不能影响正餐,更不能代替正餐。零食不能想吃就吃,应该安排在两餐之间,或餐后进行,否则会影响孩子的食欲。

(3)节制冷饮和甜食:冷饮和甜食口感好,味道香,孩子都爱吃,但这两类食品均影响食欲。中医学认为,冷饮损伤脾胃;西医认为,冷饮降低消化道功能,影响消化液的分泌。小儿甜食吃得过多也妨碍胃的消化功能。

(4)饮食合理搭配:小儿生长发育所需的营养物质要靠从食物中摄取,但对这些营养素的需要并不是等量的,有的营养素需要得多,有的需要得少,所以家长应了解这方面的知识,注意各营养素间的比例,以求均衡饮食。每天不仅吃肉、乳、蛋、豆,还要吃五谷杂粮、蔬菜、水果。每餐要求荤素、粗细、干稀搭配,如果搭配不当,会影响小儿的食欲。如肉、乳、蛋、豆类吃多了,因它们富含脂肪和蛋白质,胃排空的时间就会延长,到吃饭时间却没有食欲;粗粮、蔬菜、水果吃得少,消化道内纤维素少,容易引起便秘。

(5)讲究烹调方法:经过烹调,食物的结构变了,变得易于消化吸收。但烹制食物一定要适合孩子的年龄特点,如断奶后,孩子消化能力还比较弱,所以就要求饭菜做得细、软、烂;随着年龄的增长,孩子咀嚼能力增强了,饭菜加工逐渐趋向于粗、整。4~5岁时,孩子即可吃成年人的饭菜。为了促进食欲,烹饪时要注意食物的色、香、味、形,这样才能提高孩子的就餐兴趣。

(6)防止挑食和偏食:挑食和偏食影响小儿从多种食物中摄取机体所需的营养,对身体十分不利。①家长不要把自己的偏嗜带给孩子,不要当着孩子说自己不喜欢吃什么,也不要强迫孩子吃当时不爱吃的饭菜。②孩子喜欢吃的饭菜要适当地限制,防止过食损伤脾胃。③经常变换饭菜花样,使孩子有新鲜感,提高他们的食欲。

(7)充足睡眠、适量活动:睡眠时间充足,孩子精力旺盛,食欲感就强;睡眠不足,无精打采,孩子就不会有食欲,日久还会消瘦。适当的活动可促进孩子的新陈代谢,加速能量消耗,促进食欲。总之,合理的生活制度能诱发、调动、保护和促进食欲。

(8)改善进餐环境:小儿和成年人不同,注意力容易转移。如进餐时,大人过多地说笑,听广播,看电视,小儿吃饭的注意力很容易被分散,进餐的兴趣随之消失,进餐的动作也就停止了,所以应该排除各种干扰,让孩子专心吃饭。小儿进食家长不能过多干涉,更不能强迫孩子进食。否则,孩子感到有压力,就会抑制进食要求,应注意保证小儿有愉快的进餐情绪。有些家庭在进餐时发生激烈的争吵,在这种紧张气氛中,孩子不可能有好的食欲,所以不要在餐桌上发生矛盾,力求为孩子创造一个安详、和睦的进餐环境。

(9)心理疏导:顽固神经性厌食的治疗,目前主要为心理、营养和药物治疗三大方面。心理治疗中,看护人员取得患儿的信任与合作十分重要。营养治疗应鼓励患儿少食多餐,但千万不能急于求成,否则欲速而不达。目前尚无特效药物,药物治疗仅起辅助作用。

## 35. 小儿厌食症有哪些药物治疗

(1)经检查有血锌低下,可用硫酸锌每日 2～3 毫克/千克体重,疗程 1～3 个月。锌能使味蕾细胞迅速再生,改善味蕾的敏锐度,又能提高消化功能,对缺锌的患儿有效率高达 90％以上。

(2)口服胃酶合剂或干酵母片等助食药,对增进食欲有一定作用。

(3)胃动力药如多潘立酮等,提高食管下段括约肌张力,促进胃蠕动,加快胃排空,能减轻腹胀,制止恶心、呕吐,对胃肠动力障碍引起的厌食有较好的作用。

(4)一般不用激素疗法,但对患有严重顽固性厌食症的小儿也可考虑应用,但必须在医生的指导下进行治疗和用药。

(5)中成药用以对症治疗。

①肥儿丸。适用于小儿消化不良、虫积腹痛,面黄肌瘦,食少腹痛等。每次 1 丸,每日 2 次,温开水送服。

②理中丸。适用于小儿因为食用生冷食物伤及脾胃,中焦虚寒,脘腹疼痛,肢体倦怠,手足不温,恶心呕吐,口淡不渴,喜热饮,大便稀溏(大便很烂,没有形状),小便清利等。7 岁以上小儿每次 4.5 克;7 岁以下小儿每次 3 克,每日 2 次,白开水送服。

③启脾丸。适用于小儿食量少,面黄肌瘦、四肢倦怠,胸脘痞闷,腹胀腹痛,呕恶气逆、嗳腐吞酸,舌淡,舌苔白腻等。每次 1 丸,每日 2～3 次,周岁以内小儿每次半丸,每日 2 次,白开水送服。

## 36. 治疗小儿厌食症的食疗方有哪些

(1)麦芽粥

【主　料】 麦芽 50 克,粳米 50 克。

【作　法】 麦芽与粳米煮粥食用。

【功　效】　健脾开胃消食。主治小儿厌食,乳食停滞者。

（2）鸡内金粥

【主　料】　鸡内金 5 克。

【作　法】　鸡内金炙酥研末,拌入粳米粥内食用,甜咸自便。

【功　效】　消积化滞。主治小儿厌食,面色无华,时而腹痛腹胀,矢气恶臭者。

（3）橘皮鲫鱼汤

【主　料】　鲫鱼 1 条,生姜 30 克,橘皮 10 克,胡椒 1 克,葱、食盐各适量。

【作　法】　将鲫鱼洗净。生姜洗净,切片后与各味药用纱布包好放入鱼腹内,加水适量,小火炖熟,加食盐、葱调味,空腹喝汤吃鱼肉。分 2 次服,每日 1 剂,连服数天。

【功　效】　和中健脾,消暑化湿。

（4）萝卜酸梅汤

【主　料】　鲜胡萝卜 50 克,酸梅 5 枚,食盐少许。

【作　法】　先将胡萝卜洗净,切片,加清水 1 大碗,同酸梅共煮,煎至半碗,加食盐调味。

【功　效】　生津养胃,促进食欲。对于津液不足、厌食的患儿效果甚佳。

（5）橘皮山楂茶

【主　料】　橘皮 15 克,焦山楂、莱菔子各 10 克。

【作　法】　将上 3 味共制粗末,放入杯中,用沸水冲泡,代茶饮用,每日 1 剂。2 岁以下小儿药量减半。

【功　效】　健脾开胃。

（6）山楂饼

【主　料】　山楂 15 克,鸡内金 7.5 克,山药粉、麦粉各 75 克。

【作　法】　煮山楂、鸡内金后,加入山药粉、麦粉煮熟即可。

【功　效】　消积化滞、促进食欲。

## 37. 何谓小儿神经性贪食症

贪食症是一种发作性、不能自控、短时间内大量进食的表现。至少在最近 3 个月内,每周出现 2 次以上的暴食行为。患儿知道这种行为是不正常的,但无法自控。自己躲在房间角落里大量吞食,无暇品味或细嚼,或是在公众场合趁人不备偷偷拿走大量自己认为好吃的食物,然后躲在暗处迅速吞吃。

## 38. 小儿神经性贪食与营养有关系吗

贪食与食欲好或食量大毫无关系。贪食的小儿多数口味不好,也不一定吃得多。多数贪食的小儿长得很瘦,营养状况较差。贪食者并不一定选择营养丰富或者味道好的东西吃,而是贪食一些少有的、稀奇古怪的,甚至是质量低劣的食物。贪食对健康不利,因为贪食多数吃的是零食,并非营养充分的主食;加上嘴馋,零食不离口,必然败坏口味,对贪吃的食物津津有味,而这些食物已不能满足机体对营养成分的需要;相反,这些小儿吃正餐主食时,则往往乏味,甚至吃不下去,这样就使身体得不到应该供给的营养成分,导致全面缺乏营养素,妨碍了身体的生长发育和健康。可以并发急性胃扩张、低血钾、心律失常、肾功能紊乱、月经稀少,甚至闭经等。

## 39. 小儿神经性贪食有哪些主要症状

贪食就是嘴馋,贪食的小儿自己手里拿着一种食物,正在津津有味地吃着,当看到别人吃的食物,他就不想再吃自己手里拿着的食物,而十分羡慕别人吃的食物了。当给他吃时,他只吃一点就不再吃了。如果他又发现别人在吃另外一种食物时,他又流涎不止,因恐惧肥胖,又采用诱吐、导泻、禁食、服用利尿药、甲状腺素等方式以消除暴食引起的发胖的顾虑。患者体重下降不明显,有时甚至高于正常。但因长期暴食、诱吐、导泻等,可导致一系列躯体并发症。

(1)对食物有种不可抗拒的欲望;难以克制的发作性暴食,患儿在短时间内吃进大量食物。

(2)患儿试图以下列一种或多种手段抵消食物的"发胖"作用,如自我引吐,滥用泻药,间断禁食,使用某些药物如食欲抑制药、甲状腺素制剂或利尿药。

(3)检查出现血钾下降、pH值下降、肌酐增高和内分泌紊乱、心律失常或低钾血症心电图改变,影像学检查可发现急性胃扩张。有的有脑电图异常。

# 40. 小儿神经性贪食如何治疗

(1)认知治疗:认知治疗可改善患者对饮食、体重、体型等方面认知上的偏差,并使患者认识到自己个性中的不足,从而帮助患者建立起健康的审美观念,并改善患者个性中的问题,促进其人格的健康发展。

(2)结构式家庭治疗:因为该障碍患儿的家庭结构常存在问题,因此着眼于整个家庭的结构式家庭治疗,会改善患者家庭结构中的问题,有利于患儿的康复。

(3)行为治疗:记录每天进食次数和进食量,严格评分,配合奖惩措施,逐渐增强患者对进食的自控能力。

(4)药物治疗:抗抑郁药,如盐酸氟西汀、三环类抗抑郁药可减少暴食,改善抑郁症状。

## 41. 小儿单纯肥胖症如何评估

小儿单纯肥胖症是与生活方式密切相关,以过度营养、运动不足、行为偏差为特征,并有全身脂肪组织普遍过度增长、堆积的慢性疾病。

(1)病史:过度进食,偏食高热量、高油脂食物(过度喂养、高热量奶方喂养、过早喂养固体食物),多食、体力活动少、占有欲强行为习惯。

(2)症状:进行性体重增加,行为偏差。

(3)体征:全身体脂普遍增加。

(4)实验室检查:人体测量学指标,如腰围、臀围、大小腿围、臂围、皮下脂肪厚度等过度增加。有氧活动能力下降,心肺功能下降。

(5)诊断体脂含量:WHO 建议在儿童中凡体重超过按身高计算的标准体重的 20%～30%者为轻度肥胖,超过 30%～50%者为中度肥胖,超过 50%者为重度肥胖。

(6)体重指数:目前正在讨论在儿科中使用 BMI 指数,此种计算与成年人 BMI 是一致的。两者的区别在于度量单位,作为指数其数值和生理意义是相同的。指数 18 是我国一个较为合适的界值点,但要从临床上进行鉴别诊断。

(7)鉴别诊断:除外某些内分泌、代谢、遗传、中枢神经系统疾病引起的继发性肥胖或因使用药物所引起的肥胖。从病史、症状、体征、化验可以鉴别。

主要鉴别点:上述疾病是病理性疾病,单纯肥胖症是生活方式疾病,但可以持续到成年期肥胖并发动脉硬化、高血压、冠心病、脂肪肝及癌症等。

## 42. 儿童单纯肥胖症与营养有关系吗

肥胖是由于脂肪组织的过量积累造成的。意味着能量摄入与消耗的不平衡。肥胖的原因多种多样,但吃得过多,或能量摄入过高是一个重要的原因。在我国,儿童肥胖症已经成为常见的儿科营养问题,而且儿童肥胖症的发生年龄正在趋向减小。

## 43. 儿童单纯肥胖症的流行病学情况如何

1996 年对我国儿童单纯肥胖症检出率十年动态趋势分析的研究结果表明:肥胖和超重的检出率分别为 20% 和 42%,根据 1996 年的调查,从出生后第一月和前半年,超重与肥胖检出率即呈现高值,出生后一年内一直保持这种高检出率状况。在 1~4 岁时检出率有所下降,从 5 岁开始到 6 岁又呈现检出率回升。继而牵动青春期肥胖检出率大幅度增高。从年龄分组数据看,3~4 岁是一个高危险年龄段,此期恰值出生后脂肪发育第一活跃期。如超重控制不利,直接导致 5~6 岁肥胖的高检出率。

我国儿童期单纯肥胖症的特点是:在学龄前儿童单纯肥胖症中,近半数来自生后 3 个月内所发生的肥胖。另外,相当一部分则由生后 3~4 岁发生的肥胖延续而来。

## 44. 小儿单纯肥胖症的病因有哪些

(1)溺爱是一个不可忽视的因素。单纯肥胖症是由遗传和环境因素共同作用而产生的。遗传因素所起的作用很小,环境因素起着重要作用。环境因素中家庭生活方式(家庭聚集性)和个人行为模式是主要的危险因素。小儿多食是肥胖病的主要原因,摄入能量超过了消耗量,因而剩余的能量转化为脂肪积聚于体内。父母肥胖者,其子女常有同样趋势。家庭成员习惯于取食丰腴食品,主食量、肉食量高,水果、蔬菜量低,进食过快,是肥胖儿童的另一个摄食特征。小儿自幼年时期养成过食习惯,日久即出现肥胖现象。婴幼儿期人工喂养、过早添加固体食物(生后1~2个月)和断奶过早,均可促成单纯肥胖症。

(2)小儿休息过多,缺乏运动亦为肥胖病的重要因素,室外活动量明显降低是肥胖儿童的一个生活特点。

(3)遗传因素是其中之一。如果父母都明显超过正常体重,子代中约有2/3出现肥胖;如果双亲中有一人肥胖,子代显示肥胖者约达40%。过度约束儿童活动等是造成男童中重度肥胖检出率高的一个不可低估的因素。低收入家庭是今后一段时间内持续产生肥胖儿童的一个重要来源。家长对肥胖儿童超量喂养起着重要作用

(4)神经精神疾患,有情绪创伤(如亲人病死,或学习成绩低下)或心理异常的小儿有时也可能发生肥胖。

(5)母亲的孕期危险因素,各种宫内因素对胎儿脂肪细胞大小的影响较大,而很少影响胎儿脂肪细胞的数目。新生儿所含脂肪量取决于细胞的大小而不是其数量。在后期脂肪组织进一步发育主要是脂肪细胞数增加。孕30周至出生后18个月是脂肪组织发育的第一个活跃期,此时脂肪细胞对外界各种因素反应最为活跃。大约从12岁开始称为脂肪组织发育的第二个活跃时期。目前认为这些关键时期可能在孕后期、产后早期和青春期。在上述关键时期内,下述生活方式、行为特征作为危险因素促成了单纯肥胖症的形成:孕期头3个月细胞水平营养不良,孕期后3个月营养过量、孕期体重增重过大、过速,均是子代生后肥胖的孕期危险因素。

## 45. 小儿单纯肥胖症有哪些临床表现

（1）本病以婴儿期、学龄前期及青春期为发病高峰。患儿食欲亢进，进食量大，喜食甘肥，懒于活动。

（2）外表呈肥胖高大，不仅体重超过同龄儿，而且身高、骨龄皆在同龄儿的高限，甚至还超过。

（3）皮下脂肪分布均匀，以面颊、肩部、胸乳部及腹壁脂肪积累为显著，四肢以大腿、上臂粗壮而肢端较细。

（4）男孩可因会阴部脂肪堆积，阴茎被埋入，而被误认为外生殖器发育不良。患儿性发育大多正常。智能良好。

（5）重度肥胖患儿可出现肥胖通气不良综合征。

## 46. 小儿单纯肥胖症有哪些辅助检查

（1）血清甘油三酯、胆固醇、低密度脂蛋白、极低密度脂蛋白、载脂蛋白 B 大多显著升高，而高密度脂蛋白、载脂蛋白 A1 正常。

（2）血清胰岛素水平增高，患儿减肥后血胰岛素浓度可恢复正常。

（3）肾上腺皮质激素的分泌率增加，但外周组织对皮质激素的分解代谢也加快，故血浆总皮质醇浓度大多正常，但尿中的代谢产物增多，尿 17 羟皮质类固醇往往显著升高。

（4）地塞米松抑制筛查试验结果，患儿皮质醇的分泌可被明显抑制。

## 47. 小儿单纯肥胖症应与哪些疾病相鉴别

（1）单纯性肥胖儿每因体脂过多，将外生殖器掩盖，以致错认为外生殖器发育迟缓，应加注意。一般常怀疑过肥小儿为内分泌异常所致，实际上内分泌系统疾病所致肥胖比较少见，并且伴有其他症状，可资鉴别。

（2）垂体及下丘脑病变可引起肥胖，称为肥胖性生殖无能症，但其体脂有特殊分布，以颈、颏下、乳、髋及大腿上部最为明显，手指尖细，还有颅内病变及生殖腺发育迟缓。由于颅脑外伤所致的间脑损害，也可出现一般肥胖，但有尿崩、性功能低下及其他自主神经症状。

（3）甲状腺功能减退时，体脂积聚主要在面、颈，常伴有黏液水肿，生长发育明显低下，基础代谢率及食欲都低下。

（4）肾上腺皮质肿瘤和长期应用肾上腺皮质激素都可引起库欣综合征，包括两颊、颏下积脂较多，形成特异面容，胸、背体脂亦较厚，常伴有高血压、皮肤红紫、毛发增多和生殖器早熟现象。腹部有时可触及肿块，X线腹部平片可见钙化阴影。

（5）糖原累积肝脏可见面容肥硕，下腹部及耻骨区积脂尤甚。

# 48. 小儿单纯肥胖症如何治疗

（1）运动为基础，制定运动处方，测试个体最大氧消耗，以个体最大有氧能力的50％为平均训练强度，每天训练1~2小时，每周训练5天，12周为1个疗程。

增加体格锻炼目的在于使体育活动成为日常生活习惯，经常保持和坚持体育锻炼；掌握训练技术，在选择体育运动形式要注意兼顾减少脂肪的有效性、儿童长期坚持参加的可行性和儿童乐于参加的趣味性。运动要多样化，包括慢跑、柔软操、太极拳、乒乓球及游泳等。

（2）限制食量时必须照顾小儿的基本营养及生长发育所需，宜使体重逐步降低。最初，只要求制止体重速增。以后，可使体重渐

（5）糖原

降,至超过正常体重范围 10% 左右时,即不需要再限制饮食。①
行为矫正。制定鼓励/惩罚规则,正/负诱导方法。选定相关参数
及指标。这个方案的内容包括要求肥胖者多吃含纤维素的或非精
细加工的粮食;少吃或不吃含热量高而体积小的食品,同时要求其
家庭、双亲帮助肥胖儿童进食多渣食物;给孩子吃的食物要切得大
小适宜、不要过大、应以小块为主;每次吃的时候不要舔光盘子和
碗,少吃甜食等。②膳食指导方案包括鼓励多吃和不鼓励多吃两
种,把食物分别以不同颜色代表,即红灯食品为禁吃和少吃食物,
绿灯食物为可多吃食物。有选择地进食或避免进食某些食物。在
饮食调整的同时还要配合行为矫正,使儿童建立起正确的饮食习
惯。饮食调整方案的内容根据肥胖度来制定。对于年龄小、而且
刚刚发生的轻或中度肥胖者可按不太严格的饮食调整方案来进行
治疗。对于上述干预效果不明显的轻、中度肥胖者,就应进一步限
制他们进食食物的种类。这主要是一些高能量食物或加工很精细
的糖类,如精白面粉、含淀粉多的土豆、脂肪、油煎食品、糖果、巧克
力、奶油制品等。应限制任何甜饮料。③对于能量的控制要充分
考虑到儿童生长发育的需要,一般建议在控制期对 5 岁以下的肥
胖儿每日能量摄入应为 600~800 千卡,5 岁以上为 800~1 200 千
卡。对于蛋白质、维生素、矿物质和微量元素应维持在高于底线的
每日摄入量。在体重控制满意后按维持期能量供应维持期能量摄
入(千卡/日),设法满足小儿食欲,避免饥饿感。故应选能量少而
体积大的食物,如芹菜、笋、萝卜等。必要时可在两餐之间供给能
量少的点心,如不加糖的果冻、鱼干、话梅等。

(3)蛋白质食物能满足食欲,其特殊动力作用较高,且为生长
发育所必需,故供应量不宜少于每日每千克体重 2 克。

(4)糖类体积较大,对体内脂肪及蛋白质的代谢皆有帮助,可
作为主要食品。但应减少糖类量。

(5)脂肪供给能量特别多,应予限制。油煎食物、厚味油汁及

各种甜食脂肪食品,均在禁忌之列。

(6)维生素及矿物质应当保证供给。

(7)食品应以蔬菜、水果、麦食、米饭为主,外加适量的蛋白质食物如瘦肉、鱼、鸡蛋、豆及豆制品。饮食管理必须取得家长和患儿的长期合作,经常鼓励患儿坚持治疗,才能获得满意效果。

## 49. 单纯肥胖症如何预防

(1)孕期预防:孕期营养准备与保护不仅与促进胎儿正常发育有关,对防止出生后发生肥胖亦有重要作用。脂肪细胞具有"记忆"功能,无论在胚胎期还是在生后的生长发育期所受到的不正常营养刺激(营养缺乏或营养过度),均可使脂肪细胞在以后的时期内受到再度刺激后过度增生堆积发生肥胖。孕期头3个月避免营养摄入不足,孕期后3个月避免营养过度和增重过速。高能量、高脂的食物并不好,而维生素、微量元素、矿物质较之脂肪更为有益。优质蛋白是必须添加的。适宜能量是避免日后发生肥胖的重要前提。母亲孕后期应避免增重过多,以防出生体重过大的新生儿,出生后应坚持母乳喂养。

(2)婴幼儿期预防:主要强调母乳喂养,按照婴幼儿实际需要量进行适度喂养,在生后4～5个月前不喂半固体或固体淀粉类食物。婴幼儿期应定时到儿保门诊做生长发育监测,以便早期发现过重肥胖倾向,及时加以纠正。在生后4个月时如果小儿已成肥胖,应注意避免继续摄入过量的能量,特别在生后6～8个月时对肥胖儿应减少奶量,代之以水果、蔬菜;用全米全面代替精面的制品。而且家长不要把食物作为奖励或惩罚幼儿行为的方法。

(3)学龄前期预防:主要是养成良好的进食习惯,不得偏食糖类、高脂、高能量食物。养成参加各种体力活动、劳动的习惯,如可以走路尽量不坐车,上下楼时要自己爬楼而不要坐电梯。养成每天都有一定的体育锻炼的习惯。上述习惯的养成对一生的生活方式,特别是防止成年后静坐生活方式都有重大影响。

(4)青春早期预防:这一时期是肥胖危险的时期,特别是对于女孩子来说,除了在体格发育上脂肪量增加,在心理发育上也是一个关键时期。这一时期要加强对营养知识和食物选择的正确教育。对于已经肥胖和可能肥胖的青年,予以个别指导并且鼓励双亲参加,共同帮助子女安排生活。膳食要遵循少糖、少油,保证蛋白质和多食水果蔬菜的原则,尤其要少吃甜点心。同时要增加运动量,多承担家务劳动和坚持1~2项体育运动,持之以恒方能见效。并应定期监测体重,防止发生肥胖症。家长与小儿共餐,能起积极作用。

(5)关键时期预防:小儿出生后第一年是控制学龄前期肥胖的第一个重要时期,也是青少年期乃至成年期肥胖早期控制的第一道防线。过度肥胖的小儿不但生活异常,并可发生心肺功能不全,到了成年期又易出现高血压、冠心病及糖尿病等并发症。因此,肥胖症的预防应从小加以注意,自幼养成良好的饮食习惯,要平衡膳食。

## 50. 何谓食物过敏

所谓食物过敏,是指食物中的某些物质进入体内(通常是蛋白质),被体内的免疫系统当成入侵的病原,发生了免疫反应,对人体造成了不良影响。食物过敏可引起多器官、多脏器系统症状,反应最多在消化道(如腹泻、呕吐等)、皮肤(如发疹、红斑、瘙痒等)、呼吸道(气喘、胸痛、鼻炎等)等组织器官。严重时,病人的血压会下降,甚至于休克。如果宝宝对某种食物过敏,他的身体就会把这种食物当作入侵者,同时产生一种叫做免疫球蛋白 E(IgE)的抗体。当宝宝再次吃到这种食物时,抗体就会通知身体的免疫系统释放一种叫做组胺的物质来抵抗"外来入侵者"。

## 51. 食物过敏和食物营养有何关系

食物过敏常累及的脏器就是消化道。婴幼儿又特别多见,表现为呕吐、溢奶、腹胀、腹泻、便秘、喂养困难、生长发育落后。近年来发病率不断增加,所以儿童的食物越来越引起人们的关注。

## 52. 小儿食物过敏有无遗传

食物过敏最容易发生在婴幼儿身上,常造成父母喂养的困扰。如果父母容易过敏,可能宝宝也会过敏,因为食物过敏是有遗传的。不过,尽管宝宝可能会遗传过敏的体质,但不一定会遗传某种具体的过敏物质。例如,如果父母对花粉、宠物或某种食物过敏,宝宝也有 50% 的可能性患某种过敏症,但不一定和父母的过敏物质相同。如果父母双方都患有过敏时,宝宝患过敏症的几率会达到 75% 。为以防万一,应该了解有关食物过敏的一些常识和原理,这样也许能发现宝宝食物过敏的早期征兆。另外,了解宝宝出现过敏反应时应该采取什么措施也很重要。

## 53. 小儿食物过敏的发病情况如何

在一项前瞻性调查中,大约 28% 的父母认为他们的孩子经历过食物不良反应。在所有可能的食物不良反应中,只有 1/3 可由受控制的激发免疫反应试验得到证实。此项研究表明,在 480 名 3 岁以下的儿童中,医生或家长怀疑其中有 133 名(占 28%)儿童有过由于食用食物而引起的不良症状。由食物攻击试验表明,食用水果和果汁后,75 名(占 15%)儿童出现皮疹和腹泻(属于食物不耐受的);480 名儿童中只有 37 名(占 8%)对牛奶、鸡蛋、大豆、花生、巧克力、玉米、大米、小麦等食物有可重复的反应。立即出现食物过敏性反应的小儿占 4 岁以下儿童的 6%～8%,而更大儿童及成年人占 1%～2%。然而,食物过敏症在一些人群(如有遗传性过敏症皮炎的儿童)中出现的比率可高达 33%。目前,对小儿食物不良反应的发病率还不清楚。国内研究显示,食物过敏儿童约占 10%。

## 54. 食物过敏和食物不良反应有何区别

美国国家过敏性和传染性疾病研究院及美国过敏、哮喘和免疫学会已创建了一套描述食物不良反应的术语。食物不良反应不一定是食物过敏。食物不良反应是指对已食用的食物或食品添加剂的一种临床上的不正常反应。对食物的不良反应也被分为食物过敏和食物不耐受,食物过敏是由食用一种食物或食品添加剂而引起的一种免疫反应;而食物不耐受是由食用一种食物或食品添加剂而引起的不正常的身体上的反应,如食物中毒、呕吐、腹泻等。并证明这种反应本质上不是免疫反应。包括发生在那些由于遗传原因,易感染的特殊人群中的反应,但不涉及免疫机制的食物毒性。

## 55. 食物过敏的发生机制是什么

过敏性的免疫反应机制有 4 种,即依赖于免疫球蛋白 E(IgE)和肥大细胞的反应,抗体依赖性细胞毒素反应,抗原抗体复合物,细胞介导的反应。

我们主要讨论 IgE 和肥大细胞反应的食物过敏。食物过敏原,胃肠道及免疫系统之间的相互作用导致了食物过敏的发生。

任何一种食品都会引起食物过敏反应。已证明主要食物过敏原是水溶性的糖蛋白类物质,它们具有很强的抗热性和耐酸性。当遇到敏感个体,食物通过黏膜屏障后,产生食物特异性的 IgE 时,食物特异性的 IgE 与暴露的肥大细胞结合在一起,肥大细胞就会产生许多介质和细胞因子,引起黏膜分泌。

## 56. 食物过敏的常见症状有哪些

根据进食与出现症状间隔时间的长短,又将食物过敏分为速发型食物过敏和迟发型食物过敏。速发型通常发生在进食含有过敏原的食物之后 2 小时内发病,症状比较重;迟发型食物过敏通常发生在进食后数小时或数天后,症状比较轻。

(1)食物摄入

①可能立即出现口腔症状,如唇、腭、舌头或喉的瘙痒及发胀。在肠道中,可能出现恶心、痉挛、胀气、呕吐、腹痛或腹泻等症状。幼儿腹绞痛是一种发生在 3 个月以下婴儿的综合征。其特征为极伤心的哭泣,腿屈向腹部、腹胀、胀气。一项双盲交叉研究表明,一种由 IgE 介导的对牛乳清蛋白的过敏反应,可能是 10%～15%患腹绞痛幼儿的致病原因。

食物过敏性肠病见于具有特应性的人群。发作症状与伴有短时呕吐、厌食、延迟性腹泻的急性肠炎相类似。与食物过敏性肠炎有关的食物有牛奶、大豆、鸡肉、鸡蛋、大米和鱼。食物诱导性结肠炎在几个月大的,良好营养的婴儿身上表现为直肠出血。牛奶和大豆蛋白是常见的引起此病的食物。对于儿童来说,食物过敏引起的胃肠症状与许多结构的和酶方面的不正常所出现的情况很相似。乳糖不耐受产生的症状与牛奶过敏症相似。在一次细菌性或病毒性肠胃炎后,常可出现乳糖不耐受。初学步小儿的痢疾或慢性非特异性痢疾会因为摄入一些单糖而加重,尤其是山梨糖醇,常见于水果（如苹果和梨汁）、一些低糖的糖果和口香糖、食用豆类、十字花科蔬菜会导致胃肠疾病。

②一旦抗原在血液和淋巴系统中扩散，皮肤中就会发生肥大细胞脱粒，从而引起荨麻疹、血管神经性水肿、瘙痒或红疹反应。

③呼吸系统症状包括咳嗽、气喘、流鼻涕、打喷嚏或喉肿。眼部可能出现水肿、流泪、分泌物过多、瘙痒和灼烧感等症状。

④全身性过敏症是一种急性的潜在致命性反应。可以有心血管症状，包括胸闷、心动过速、低血压和休克。一个致命的反应很多始于一些不严重的症状，1～3 小时可能发展为心脏的停止跳动及休克，甚至危及生命。全身性过敏症通常是因为摄入花生、果仁、鱼和贝类而引起；而牛奶、鸡蛋和大豆引起儿童致命反应的可能性较小。易引起致命或接近致命反应的危险人群包括患哮喘的儿童，青春期患者，在反应开始后没有立即注射肾上腺素的患者，极端特应性及有早期严重反应的患者。

⑤IgE 介导的食物过敏反应，在偏头痛、癫痫、风湿性关节炎，遗尿或注意力不足的极度活跃性紊乱等反应中的作用还不太清楚。

（2）运动诱发：由运动诱发的过敏反应与运动前摄入一种特殊食物有关，然后在运动期间或运动完很短时间内，出现过敏症状并发展为全身性过敏症。这些人只要是在过去 8～12 小时内没食用这类特殊食品就去运动而不会有任何不良反应发生。患运动诱导过敏反应的患者对引起症状的食物，进行的皮肤针刺试验常出现阳性。以后要避免在运动之前吃这种食物。

（3）皮肤症状：婴儿早期出现的湿疹、红斑风团、瘙痒等与过敏性疾病有关。有过敏性皮肤病的小儿食物过敏的发生率高达90%。有皮肤症状的食物过敏患儿不吃过敏食物后，全部症状缓解。专家建议，反复出现湿疹等皮肤症状的婴儿应首先考虑是不是食物过敏。

患有特应性皮炎的儿童中，1/3 有食物过敏。有人认为这种与食物过敏有关的疾病是一种迟发 IgE 反应。那些经过过敏评估（包括皮肤针刺试验、蒙蔽食物攻击试验）的患有特应性皮炎的儿童，在避免食用已被确认为致敏的食物后，他们的疾病会有好转。

## 57. 宝宝对哪些常见食物过敏

宝宝对任何食物都可能过敏，不过 90% 左右的食物过敏都是以下 8 类食物造成的：蛋、奶、花生、小麦、大豆、坚果、鱼和甲壳类水产。当宝宝长大后，对某些食物过敏的现象可能会消失。约 85% 曾对奶、蛋、大豆和小麦等食物过敏的孩子到上学的年龄时，这些食物过敏症就消失了。对花生、坚果、鱼和甲壳类水产等食物过敏的现象则有可能伴随孩子一生。即使这样，在 2 岁以下对花生出现过敏的孩子中，约有 20% 到上学的年龄也会摆脱这种食物过敏。

## 58. 宝宝食物过敏家长应提供哪些资料

判断一个小儿是否有食物不良反应，需要一份完整的医疗病历记录和进行身体检查，在这些资料的基础之上，有一份日常膳食情况资料及各种实验研究资料更好。如果存在食物过敏的可疑性，就必须去除这份膳食，并做食物攻击试验。不完整的食物过敏病情检查和不正规的检查程序会把患儿误诊为食物过敏，得出一个错误的诊断，从而引起营养素缺乏，并且耽误疾病的治疗。

医疗病历对于判断病情中的食物过敏很有用。家长最好提供以下资料。

（1）引起反应的可疑食物。

（2）摄入食物的数量。

(3)从进食到出现症状间隔的时间。

(4)引起的症状的描述。

(5)其他场合下进食该种食物所引起的相似症状。

(6)是否必须有其他因素(如运动)。

(7)与上一次反应间隔的时间。

如果反应是在小儿进食一种特定食物后几分钟至几小时内发生,并且症状和前面提到的一致,就应当怀疑是食物过敏了。

## 59. 如何及时剔除引起过敏的食物

食物剔除对于判断某种食物是否是症状的起因很重要,其后是选择的食物攻击试验。食物确定是以患儿的摄入食物日记、结果为基础的。如果一位母亲正处于哺乳期,则应该从她的食谱中去除不良食物。多重食物过敏的情况很少,食物攻击试验阳性的,儿童中有80%～84%仅对一种或两种过敏原有反应,其中44%～48%对一种有反应,34%～36%对两种有反应。对有过敏原的食物剔除是必须的,如果过敏原在主食中,则饮食安排将会变得很困难。应在做剔除的食物时,要提供被剔除的食物的代替食物以避免营养不良。

## 60. 怎样选择被剔除食物的替代食品

(1)小于4个月的婴儿:酪蛋白水解物婴儿配方或氨基酸配方。

(2)4～8个月的婴儿:以婴儿饮食为基础添加大米谷物(未调味的)＋梨。

(3)9～24个月的小儿:以4～8个月婴儿饮食为基础＋大米,或＋南瓜＋羊肉。

（4）大于 24 个月的小儿：以 9～24 个月婴儿的选择饮食＋新鲜生菜＋土豆＋红花油＋糖，或氨基酸配方。对不食用配方食品的大一些的婴儿来说，应使用：①强化的米奶做的饮食、以上提及的食物和其他饮食。②杏、越橘、桃及苹果等水果及其果汁。③甜菜、胡萝卜、红薯、木薯粉、白醋、橄榄油、蜜、蔗糖和食盐。根据美国阿肯色州儿童医院的经验，建议食用这些食物，因为它们很少与食物过敏有关。

如果怀疑婴儿对牛奶蛋白质过敏，美国儿科研究院营养委员会推荐采用以酪蛋白水解物为基础的配方，而不是以大豆为基础的配方。很少有婴儿和儿童不能耐受蛋白质的水解产物。以下推荐低过敏的元素和半元素配方：①蛋白质来源。水解酪蛋白或 L-氨基酸。②糖类来源。葡萄糖多聚物，改性玉米、蔗糖、木薯、固体玉米、干制葡萄糖、淀粉、糖浆。③脂肪来源。玉米油、红花油、菜油、大豆油。

## 61. 过敏原的交叉污染可能引起食物过敏吗

隐藏过敏原的另外一个主要来源是交叉污染。包装和加工食品有很大危险，因为生产相关产品的设备是共用的。不同产品的加工之间不能很满意地清洗干净设备，会留下过敏性食物的残留物。任何食物都可能会发生这种情况，如含蛋的和不含蛋的意大利通心粉；有或没有坚果的早餐谷物食品和米粉糕；在食品店，交叉污染会在熟食柜中发生，如肉和干酪在同一台设备中切片、焙烤食品并排放置、散装食品会偶然混在一起等。同一台烤盘架可用来烤海产品和其他肉，这些都可能造成交叉污染。

## 62. 小儿对牛奶过敏怎么办

　　如果小儿对牛奶过敏,就应该代之以大豆、酪蛋白水解物或氨基酸为基础的配方食品。1岁内应当小心使用以大豆为基础的配方,因为对以牛奶为基础的配方不耐受的儿童中,有33%～50%不能耐受大豆配方。羊奶不能替代牛奶,因为会与牛奶中的β乳球蛋白发生潜在的交叉反应,并且未强化的羊奶会缺乏叶酸。

　　强化了维生素和矿物质的婴儿酪蛋白水解物配方可提供钙、磷、维生素D、维生素 $B_{12}$、核黄素及泛酸,这种乳制品能提供营养素,强化了大豆和大米的牛奶饮料是可接受的替代品。全谷类、豆类和坚果类都能提供牛奶中含有的其他营养素。

## 63. 小儿对鸡蛋过敏怎么办

　　如果家里有遗传性的对鸡蛋过敏的病史,宝宝前几次吃鸡蛋时可能没有反应,但以后会出现过敏症状。记住,宝宝最初接触某些食物成分时,如饼干里的蛋、奶或干果粉末都很不明显,你可能很难注意到。鸡蛋中的营养素很容易由其他高蛋白食物和全谷类所代替。然而,我国饮食有逐渐西化的趋向,鸡蛋常混入面包、意大利面食、焙烤混合粉、面包夹肉或加工肉、蛋奶冻、脂肪替代品、沙拉调料及新沙司中。应当教会家长如何在家中改进配方,使用替代品来获得鸡蛋的黏合。

## 64. 对大豆、小麦、花生过敏怎么办

　　(1)大豆粉和大豆蛋白是食品生产者使用的主要配料。在加工的谷物(饼干、麦片、烤食品)中可以发现大豆。大豆油和大豆卵

磷脂对那些大豆过敏的人来说是安全的,因为油的加工除去了蛋白质成分。一项对 7 名大豆过敏的人用大豆油做盲法食物攻击试验的研究表明,其对大豆油没有反应。

(2)小麦和小麦制品是我们饮食的基础,很难将它们从饮食中排除出去。它们可存在于焙烤制品、麦片、方便小吃、汤及滚面包粉的肉和加工肉中。用大麦、荞麦、玉米、燕麦、马铃薯、大米、黑麦或大豆和木薯粉制成的产品是合适的小麦替代品。适合患有腹腔疾病的人(麸质过敏性肠炎)的特殊食物,也适合那些有小麦过敏症的人。在食品店可找到这些食物和谷物产品。应当对患有小麦过敏症的小孩的营养摄入进行评估,以确保摄入足够的营养素。

(3)花生属于豆类,对花生过敏者并不一定对其他豆类产品(豌豆、菜豆、绿豆和小扁豆或木本坚果杏仁和胡桃)过敏。在焙烤食品、糖果、水果坚果的面包、沙拉和一些民族食物(如非洲、中国和泰国)中都含有花生。花生油被认为对花生过敏的人是安全的。然而,经过冷压、压榨、螺旋压榨法生产出来的花生油对花生过敏的人来说是不安全的。花生中的营养素(诸如维生素 E、烟酸、镁、锰和铬)也能在豆类、全麦、肉和菜油中得到。

## 65. 对鱼过敏怎么办

一个人也许只对一种鱼过敏而能耐受其他鱼,但在市场上,用一种鱼替代另一种是很平常的事,而这种鱼对于有鱼过敏的人来说是很危险的。餐馆中可因共用器具而发生交叉污染。鱼中的营养素(诸如维生素 $B_6$、维生素 $B_{12}$、维生素 E、烟酸、磷和硒)也能在谷物和油中得到。有鱼过敏的人各种鱼都不吃更妥当。

## 66. 怎样处理过敏反应

一些食物过敏反应可以随年龄增长而消失。对于这类人要做重复攻击试验，以判断小孩是否还对某种食物过敏，并停止不必要的食物禁忌。

偶然的摄入确实会发生过敏反应，应教育患者、家庭成员和护理者对过敏反应的征兆和症状妥善的处理有清楚的认识。大多数导致严重过敏反应的偶然性摄食，都发生在远离家庭的地方，吃食物和吃了经特殊加工的食物（如饭馆里的，晚会中的开胃食品），如果过敏反应不严重（如只患风疹或鼻炎），可用一种抗组胺药治疗。必须教会那些有中度到严重食物过敏的人在一旦意识到发生过敏反应时，如何自己注射肾上腺素。肾上腺素可以作为救急使用，按预先测好的剂量使用，因为偶然性的摄食常发生在家庭之外，应当强调在任何时候都要携带急救药。这些措施对于将患者转移到医院急救室观察提供了宝贵的时间。没有一个人能预测一次反应将如何发展。如果在过敏症暴发1小时之内使用了肾上腺素，则在系统过敏反应期间，就有可能避免死亡的发生。使用诸如抗组胺药、糖皮质激素、口服色甘酸钠等药的预防性治疗可以改变症状，但收效甚微。惟一有效的治疗是严格消除攻击性的过敏原。

## 67. 食物过敏如何预防

大多数年纪小的孩子会随着长大而消除食物过敏性。评估孩子中不良食物反应的前瞻性研究证明，已确认85％有症状的幼儿到3岁的时候会消失。如果确认了食物过敏原，且已完全从饮食中消除了，则大一点的孩子大约有1/3在1～2年内会消除食物过敏。

（1）替代预防：简单地说就是不吃含有过敏原的食物，而用不含过敏原的食物代替，如对牛奶过敏的人可以用羊奶、豆浆代替等。

（2）脱敏预防：脱敏疗法主要就是针对某些对易感人群来说营养价值高、想经常食用或需要经常食用的食品，可以采用脱敏疗法。具体步骤是：首先将含有过敏原的食物稀释 1 000 倍甚至10 000倍，然后吃一份，也就是说，首先吃含有过敏原食物的千分之一或万分之一，如果没有症状发生，则可以逐日或者逐周增加食用的量。

## 68. 防止食物过敏如何给宝宝添加辅食

宝宝从 6 个月开始添加辅食，为了预防宝宝过敏，要注意辅食添加的顺序。应先添加米粉类食物，以及蔬菜、水果。在婴儿6～7个月，可以逐渐添加鱼和肉类，为断乳期做准备，以合理营养替代母乳，确保营养平衡。对婴儿添加食物应经试食，这样可以发现婴儿有无食物过敏，同时新食物的试食量开始要少，同一食物一次不要喂得太多，过量进食单一食物也是诱发食物过敏的原因之一。需特别强调的是，过量的糖、脂肪、化学添加剂、食盐、味精对婴儿均有百害而无一利，因此婴儿辅食绝对不要加食盐和味精等调味品，而应尽量选用高钾、低钠的食物作为婴儿的营养补充。

## 69. 食物过敏能否引起哮喘

哮喘是儿童时期最常见的慢性病之一，属于气道的慢性炎症。在我国哮喘的发病率逐年增加。据调查，食物不良反应的发病率在幼儿为 1%～20%，婴儿为 4%。食物过敏在哮喘中起的作用目前尚有争议，在 Adler 等的研究中，14.5%的哮喘病儿童患者的父母报告有因食物引起的哮喘症状。采用双盲安慰剂对照的食物攻击试验来调查。由食物过敏引发的哮喘症发现IgE介导的对食物的反应能引发呼吸道症状,包括喘鸣,但不常见。另外,即使食物摄入后出现呼吸系统症状,肺功能变化也并不显著。要取得强有力的结论,需要进一步研究。

## 70. 营养素对哮喘有何作用

(1)维生素C:为抗氧化剂,可以保护细胞膜免受自由基和化学氧化物的损害,在抗氧化性维生素中维生素C尤其受到重视。根据(美国)全国健康和营养调查饮食中维生素C摄入量低与用力呼气偏低相关。其他成年项目的研究表明,哮喘患者血中维生素C含量低,以及维生素C摄入量低与肺功能较弱相关。在一项儿科研究中发现,从不吃新鲜水果的8～11岁儿童与每天最少吃1次新鲜水果的儿童比较,前者肺功能低4.3%,喘鸣发病率高25.3%。研究认为,维生素C对气管的反应性具有短期保护效应。

(2)鱼油:摄入含有脂肪酸的鱼油,可使细胞膜中的花生四烯酸(AA)被二十碳五烯酸(EPA)及二十二碳六烯酸(DHA)所替代,这种替代可使AA的炎性代谢产物减少。人们认为这种代谢产物的变化可能对气管炎症产生有利的影响。两份对澳大利亚在校儿童的研究表明,含油丰富的鱼(金枪鱼、大马哈鱼、青鱼)的摄入量与气管敏感性增高的发生率降低,以及与哮喘发病率的降低均有关系。但多数研究并没有表明采用鱼油会改善哮喘患者的临床症状,尽管观察到炎症细胞的功能有所变化,但也不足以支持鱼油用于哮喘治疗的观点。

(3)电解质:增加钠的摄入与哮喘的关系已经有几个研究组进行了研究。之所以进行这项研究是因为有人提出假说,认为高盐饮食可能增强支气管的反应性。尽管数据表明钠摄入量增加对支气管反应性有小的不良影响,但对哮喘的临床病症并无显著影响。目前,没有多少科学数据足以支持在哮喘治疗中采用低盐饮食。

(4)硒:由于硒的抗氧化剂的作用,人们对硒与哮喘的关系进行过研究。目前,尚无数据证明补充硒对哮喘患者的肺功能有什么积极作用。虽然一些研究发现血清硒的含量低与哮喘症状可能有联系,但尚没有足够的证据来提倡在哮喘治疗中采用硒补充。

## 71. 哮喘治疗对儿童营养状况有何影响

哮喘治疗对营养状况的影响多是由于采用了口服类固醇和大剂量吸入式激素。根据 NHLBI 指南,在对一个确诊为中度持久型的哮喘患者的长期治疗中,需要每天采用中到大剂量的吸入式糖皮质激素。对于处于重度持久型的患者,其长期治疗中则需要大剂量吸入式皮质激素、长效支气管扩张药和口服皮质激素。哮喘治疗的首要目标是采用最小剂量药品控制病情。

(1)身高增长:哮喘若得不到很好控制则可能阻碍儿童的生长。一般来说,哮喘儿童在青春期前有长期生长缓慢的倾向。但是,青春期的延迟并不影响成年后的最终身高,也与吸入式糖皮质激素的应用无关。吸入式糖皮质激素对身高增长的负面影响可能取决于剂量的大小,但是少数研究表明,可能会影响生长。大剂量吸入式糖皮质激素比小剂量更有可能抑制生长。然而,对于重度持久型哮喘的儿童患者,应用大剂量吸入式糖皮质激素比应用口服全身性糖皮质激素导致生长延缓的可能更小。长期应用口服糖皮质激素确实能阻碍身高增长。

(2)骨密度:长期应用糖皮质激素确实会导致骨质疏松症,这也是为何要采用尽可能小的剂量控制哮喘的重要原因。目前已开展了许多研究(同样主要针对成年人)来观察吸入式糖皮质激素对骨密度的影响,报道的结果多种多样。研究发现,那些接受长期(>12个月)吸入式激素治疗的儿童,胶原蛋白的周转率降低,发现青春期前的轻中度哮喘儿童患者采用二丙酸氯地米松,与那些采用色甘酸钠(一种非激素抗炎药)的儿童相比,在骨质量上并无负面影响。吸入式糖皮质激素的剂量和疗程对患者(特别是哮喘儿童)骨密度的影响还有待进一步研究。在患者的长期甾体类激素治疗中,要注意保证足量的钙和维生素D的摄入。

其他有利于患者的因素有负重运动,以及避免抑制成骨细胞生成的因素(如过度饮酒)等在对成年哮喘患者的研究中,确实发现哮喘患者的骨密度和钙摄入量之间有明显的正相关。

(3)体重增长过度:口服糖皮质激素常见的不良反应有食欲增加,脂肪向心性分布,钠水潴留,以及激素引发的葡萄糖不耐受。对于那些重度持久型的哮喘患者,以及那些需要长期应用口服糖皮质激素来控制病情的患者,应给予饮食指导,如限制盐及高糖食物的摄入是十分有益的。在哮喘儿童与正常儿童进行对比发现,患有中度到重度哮喘的儿童中,超重检出率明显高于正常儿童。在患哮喘的儿童中,较高的BMI值明显伴随更为严重的哮喘症状,如肺功能测试低下、旷课率高、使用药物增加等。

# 72. 儿童1型糖尿病流行情况有哪些特点

1型糖尿病多在儿童青少年发病,原因是在遗传基础上由环境因素激发的一种自身免疫疾病,在一项WHO全球流行病学调查研究发现:以前发病率为1.3/10万,但有逐年升高的趋势,在我国地区差异很大,但2012年北京市儿童医院报告数据显示,北京市儿童1型糖尿病患者人数明显上升,高于10年前的发病人数。1型糖尿病在儿童青少年中不得不引起我们的极大关注。其特点为多饮、多尿、饥饿、体重下降,容易发生酮体酸中毒、低血糖。

## 73. 1 型糖尿病如何进行饮食治疗

一旦诊断为 1 型糖尿病,需要立即给予胰岛素。因为产生胰岛素的胰腺内的胰岛细胞受到自身免疫损伤,1 型糖尿病常常在儿童 10 岁之前形成。即使用胰岛素,患者的营养治疗对于长期生存也是很关键的。这里不得不提到 1 型糖尿病儿童的糖尿病酮体酸中毒,有时是因为过食引起的,是糖尿病儿童的急性严重后果。引起严重脱水,甚至休克,要经常查尿常规,看是否有尿糖的加重,酮体的出现。

1 型糖尿病儿童,在他们的整个治疗过程中都面临着经常性的饮食控制,而这个进程发生在他们生长和发育最旺盛的阶段,极大地影响了儿童摄食行为的适应和对于食物的选择。所以,饮食已成为糖尿病患儿综合治疗的重要部分。其饮食应该是计划饮食,制定每日的总能量,可以按以下公式计算:每日总能量=1 000＋年龄×70－100 千卡。食品成分比例热卡的来源应为:糖类 50%～55%,脂肪 30%,蛋白质 20%。每日的营养成分应基本固定,定时定量进餐。食品种类可以互换。食品种类可以参照 2 型糖尿病的资料。

## 74. 如何读懂尿常规

患有糖尿病、肾脏疾病的儿童,经常要做尿常规检查,尿常规一般包括 10 项。

(1)葡萄糖(GLU)          (6)酮体(KET)

(2)比重(SG)             (7)酸碱度(PH)

(3)蛋白(PRO)            (8)潜血(BLD)

(4)胆红素(BIL)          (9)尿胆原(UBG)

（5）白细胞（LEU）　　　　（10）亚硝酸盐（NIT）

可以分成 5 组去理解。

1 组：包括（1）、（6）两项，看尿糖及酮中毒，是 1 型糖尿病患儿的重点观察项目。

2 组：包括（2）、（7）两项，看尿浓缩稀释程度，代表肾脏功能。

3 组：包括（3）、（8）两项，看蛋白尿及血尿。

4 组：包括（4）、（9）两项，可以是生理性或病理性的，必要时查肝功能。

5 组：包括（5）、（10）两项，看尿路感染。

## 75. 儿童慢性肾病与营养有何关系

患有慢性肾病的婴儿和儿童无论由什么病因引起，在他们的整个治疗过程中都面临着多种且经常性的饮食控制。然而，随着对这种疾病深入的理解及对其药物和营养的治疗，就有可能克服患儿生长迟缓（包括及时的开始采用重组人生长激素）的问题。

婴儿和儿童慢性肾衰竭（CRF）几乎一半是获得性病因，一半是先天性病因。先天性疾病在早期就能导致严重的生长迟缓，所以应给予患儿充足的营养，至少能促进达到正常的生长速度，身长最好能高于第五个百分位数。合理的营养支持可以修复患儿已损害的组织及提高机体免疫力。

## 76. 慢性肾炎儿童对饮食摄入有何要求

患有慢性肾炎的儿童需要对饮食摄入有一定的要求，才能很好地配合药物治疗。合理的饮食调养，不但可以帮助慢性肾炎患儿控制高血压，纠正异常代谢，减轻水肿，还可以防止机体蛋白质进一步分解，减轻蛋白质代谢产物的形成，从而减轻肾脏的负担。

（1）钠、钾、磷和水的摄取：高血压和水肿常见于慢性肾功能不全，因此必须限制钠和水的摄入。采用不加盐的饮食对于年龄较大的儿童就足够了，水的限制应根据儿童的尿液排出量和不敏感损失决定。慢性肾脏病时肾小球滤过率降低，磷酸盐潴留于体内，出现高磷低钙血症，限制磷酸盐的摄入具体做法是：烹调时不要放盐，食用时把少量食盐、酱油等撒在食物表面，这样使舌上味蕾受到较强刺激，既能唤起食欲，又能减少盐的摄入量。除此之外，还要注意酱油、蚝油、味精、腐乳和豆豉都是含盐的，可以用柠檬汁、醋，以及少量的胡椒粉、芥末等香料代替，一样可以烹调出美味。

（2）蛋白质的摄入：蛋白质"燃烧"后会产生大量的代谢废物和毒素，如尿素、硫酸盐、磷酸盐等。由于慢性肾炎患者对这些物质的排泄有困难，代谢废物和毒素在体内蓄积而产生危害。因此，慢性肾炎的患者必须控制每天蛋白质摄入的数量和质量。

儿童只限制饮食中的磷酸盐而不专门对蛋白质限制，因为儿童有满足其生长发育，常规的营养评价，包括人体测量和饮食摄入，将指示规定的蛋白质和能量水平是否足够。但要知道磷在蛋白食物里含有，所以在肾衰患者必须限制蛋白质的摄入。

研究表明，当能量摄入范围在 8～11.9 千卡/（身高厘米）和蛋白质摄入维持（或）低于 0.15 克/（身高厘米）时，能得到最有效的氮保留。这个蛋白质摄入量相当于总能量摄入的 5%～7%，为低蛋白饮食。如果病程长且肾功能损害不严重，食物中蛋白质不必严格限制，但每天不宜超过 1 克/千克体重，总量应比健康人略少；有氮质血症时[血尿素氮（BUN）＞9 毫摩/升或血肌酐（Scr）＞178 微摩/升]，应按病情限制蛋白质的摄入量，一般 0.6～0.8 克/千克体重为宜。因为患慢性肾功能不全的儿童很少能有持续的充足饮食，建议定期服用复合维生素和矿物质，应包括 0.5～1.0 毫克叶酸，补充铁也很必要。脂肪继发于肝脂肪酶活性下降的高甘油三酯血症，在慢性肾功能不全中常见。限制糖类的治疗方法存在争议,因为许多婴儿和儿童能量摄入本来就受限。目前,大多数不限制糖类以免妨碍生长。

尽管进行了充分的尝试来完善营养摄入和防止肾性骨营养不良,但患有慢性肾功能不全和晚期肾病(ESRD)的多数儿童都不能达到正常的生长速率。然而,利用重组人生长激素(GH)的多中心研究结果表明,儿童接受每日 0.05 毫克/千克体重的生长激素能够改善生长速率。

## 77. 慢性肾炎透析需要保障供给哪些营养

一旦儿童患了慢性肾炎,严重干扰日常生活时,透析是必要的。腹膜透析是对婴儿和年龄较小的儿童透析治疗较好的选择。对于年龄较大的儿童,血液透析和腹膜透析都可选择。营养护理由选择的透析类型决定。

(1)钙和磷:透析时,钙、磷平衡的维持仍然是必要,处理也与前面叙述的一样。

(2)钠、钾和水:儿童钠和钾的推荐摄入量与儿童残余肾功能,以及透析的类型和效果直接有关。超滤的程度和儿童尿排出量将决定适当的水摄入。钠和钾的限制是必需的,减少或限制含有大量钠和钾的食物通常就足够了。

(3)蛋白质和能量:进行腹膜透析的患者对蛋白质和能量的营养需求尚不清楚。一些蛋白质会损失在透析液中,然而透析液中的葡萄糖会被吸收。尿及透析液中的尿素氮、透析液中的蛋白质和氨基酸,以及各种氮损失的定期计算是必要的。这样才能确定饮食,并根据需要改变饮食,促进生长的同时防止肥胖。

(4)维生素:对进行血液透析或腹膜透析的儿童需提供水溶性维生素和叶酸,因为它们丢失在透析中。虽然还没有在儿童中进行研究,目前的做法是每日提供 1 毫克叶酸、5~10 毫克维生素

$B_6$,以及 100 毫克的维生素 C。婴儿可以给予一种标准的液体复合维生素,幼儿可以用带芳香味的复合维生素咀嚼片。

## 78. 何谓肾病综合征

肾病综合征(NS)是小儿最常见的一种肾脏疾病,但它不是一个独立性疾病,而是肾小球疾病中的一组临床症候群。典型表现为大量蛋白尿(每日>3.5 克/1.73 平方米体表面积)、低白蛋白血症(血浆白蛋白<30 克/升)、水肿伴或不伴有高脂血症,诊断标准应为大量蛋白尿和低蛋白血症。临床具有大量蛋白尿,低蛋白血症,高胆固醇血症,不同程度水肿的四大特点。按病因可分为原发性、继发性和先天性三大类。原发性肾病病因不明,按其临床表现又可分为单纯性和肾炎性肾病两型,其中以单纯性肾病为小儿多见。

## 79. 儿童肾病综合征饮食上怎么做更合理

(1)食盐:儿童肾病综合征的四大症状之一为高度水肿。水肿是因机体内钠、水潴留而形成,因而在治疗儿童肾病综合征时,要严格控制钠盐的摄入量,以每日食盐量低于 3 克为宜。禁用腌制食品,少食用味精和碱类食物。在患儿水肿消失,血浆蛋白正常,病情较稳定后,可以适当地增加食盐摄入量。

(2)蛋白质:蛋白尿是儿童肾病综合征的一大症状,24 小时尿蛋白持续超过 150 毫克时即为大量蛋白尿。人体蛋白降低处于蛋白质营养不良状态,低蛋白血症使血浆胶体渗透压下降,致使水肿顽固难消,机体抵抗力也随之下降,因此在无肾衰竭时,应给予适量的高质量蛋白质饮食,每天每千克体重 0.7～1.0 克,如鱼和肉类等。此有助于缓解低蛋白血症及随之引起的一些并发症,为修复肾脏受损组织提供稳定的身体内环境,利于疾病的治疗。

(3)脂肪:儿童肾病综合征伴有高脂血症。其原因分为胆固醇升高和甘油三酯升高两种。不同诱导因素的高脂血症在饮食中有不同的禁忌。因此应限制动物内脏、肥肉、某些海产品等富含胆固醇及脂肪的食物摄入。

(4)微量元素:儿童肾病综合征之所以有大量蛋白尿,其原因在于肾小球基底膜的通透性增加。因而尿液中除了丢失蛋白质外,还同时丢失与蛋白结合的某些微量元素及药物粒子。这些微量元素(如钙、铁、锌、镁等)是人体不可缺少的元素,一旦这些微量元素缺乏,就会导致一系列的人体病变,不利于儿童肾病综合征的治疗。所以应适量补充微量元素。

# 80. 原发性肾病的药物治疗对营养有何影响

(1)激素疗法:常用泼尼松。其对营养物质的影响,可能会增加镁的损失,增加尿液中的钾、维生素 $B_6$ 的流失及钠潴留,降低机体活化维生素 D 的能力,增加骨流失的危险性。

(2)免疫疗法:激素治疗效果不佳或不良反应太大的病例可联合使用免疫抑制药治疗,常用的有长春新碱、雷公藤多苷、环磷酰胺、硫鸟嘌呤、环孢霉素 A 等。但这些药物都有消化道反应,厌食、呕吐,甚者溃疡、出血、肝功损害等直接影响了营养物质摄取。

(3)利尿药:一般对激素治疗敏感的病例,用药 7～10 天后可出现利尿,不必使用利尿药。严重水肿时可选用利尿药,通常选用呋塞米(速尿)静脉给药及激素类药物。利尿药主要可引起水电解质紊乱,要特别加以注意。如果长期服用可发生胃、十二指肠溃疡,影响小儿营养。

## 81. 小儿得了肾病综合征家长应怎样护理

(1)不宜劳累:孩子的自我约束能力差,容易玩得过累,睡眠不足,家长要特别注意安排好孩子的作息时间,尽量得到充分的休息。

(2)不宜过咸:小儿水肿和高血压消失后,才可改普通饮食,但也要清淡,不可过咸。馒头和苏打饼干中也含有钠,最好不要给孩子吃。可以让孩子吃一些新鲜蔬菜和水果,以补充体内维生素。

(3)衣服不宜久穿不换:感染常是诱使肾病复发的原因。经常洗澡换衣,保持皮肤清洁,可防止皮肤感染。

(4)不宜去公共场所:要保持室内空气新鲜,尽量不带孩子去商店、影院等公共场所。注意应根据气候变化增减衣服,预防感冒。

(5)不宜随便减量或停药:治疗肾病,大都需要服用激素类药物,一定要在医生的指导下,随病情好转,逐渐减量直至停药。家长要督促孩子按时按量服药,切不可随意减量和停药,以免造成病情反复。

## 82. 营养和铁缺乏症有何关系

几乎所有疾病都和营养失衡有着密切关系,营养物质的缺乏,可以使小儿处于亚健康状态,而有的矿物质、维生素补的过剩会导致中毒。膳食的平衡对健康至关重要,如果小儿饮食中缺铁,即可引起小儿铁缺乏症,进而造成缺铁性贫血,影响小儿的身心健康。

### 83. 何谓小儿时期铁缺乏症

铁缺乏症(ID)是由于缺乏铁的营养素形成的一种营养性疾病,为小儿时期最常见的营养素缺乏症之一。它是指机体总铁含量降低的状态,包括铁减少期、红细胞生成缺铁期,统称为"不伴贫血的铁缺乏症"。铁减少(ID)期仅机体储存铁水平降低,但红细胞造血并未受到影响,临床上无贫血。红细胞生成缺铁期由于储存铁进一步降低或耗竭,血清转铁蛋白饱和度降低,血清铁转运至骨髓幼红细胞参与血红蛋白合成减少,红细胞游离原卟啉水平增高,但临床仍无贫血。

### 84. 何谓小儿缺铁性贫血

小儿缺铁性贫血(2DA)是由于体内铁进一步缺乏,最终导致血红蛋白(Hb)合成减少所致的一类贫血,红细胞呈小细胞低色素性改变,具有血清铁蛋白、血清铁和转铁蛋白饱和度降低,总铁结合力增高等铁代谢异常的特点,是铁缺乏症发展为严重的阶段。

### 85. 影响铁吸收的因素有哪些

铁的吸收部位主要在小肠的上段(十二指肠和空肠上段),确切机制仍然不十分清楚,小肠黏膜还能调节铁的吸收,人体缺铁时吸收率增加,肠内铁增高时吸收率下降。

植物中的铁一般以胶状氢氧化高铁形式存在。维生素 C 能使三价铁还原成二价铁,并与其结合成可溶性络合物,以利于吸收。果糖及某些氨基酸如半胱氨酸、赖氨酸、组氨酸等能与铁螯合成小分子可溶性单体;近年发现维生素 $B_2$ 有利于铁的吸收、转运与贮存。在小肠的碱性环境中,容易形成磷酸铁盐和草酸铁盐而妨碍吸收。蔬菜、大米等植物中的铁吸收率仅 1‰左右,而肉类食品中的铁是以血红蛋白的形式存在,其吸收率高,为 10%～22%。粮谷和蔬菜中的植酸盐、草酸盐摄入过多,与铁形成不溶性铁盐,而干扰铁吸收;膳食纤维摄入量过多,可结合铁等阳离子;多酚类化合物茶叶和咖啡中的多酚类,亦影响铁的吸收;茶叶中的鞣酸与铁形成鞣酸铁复合体,可使铁的吸收减少 75%。胃酸缺乏或过多服用抗酸药均不利于铁离子释出。

铁的吸收率因食物的种类而异。若鱼肉、动物肝脏或其他肉类与植物食品同时摄入,则可使植物饮食中铁的吸收率增加,认为可能与肉类因子有关,但牛奶、蛋等动物食品起不到这种作用。蛋中的铁吸收较差,但其含量丰富,仍不失为供给婴儿铁的重要食品。

在体内缺铁的情况下,铁从黏膜细胞大量进入血流,很少由肠道排出。其调节机制虽不完全明了,但主要决定于食物的性质和铁的含量,以及体内铁储存的状况和造血功能。体内储存的铁越少,吸收越多。在造血功能旺盛时,铁的吸收增加,如失血后铁的吸收明显增加,故贫血很快恢复。人体可以控制铁的吸收,肠内铁增加时,吸收率下降。

## 86. 铁缺乏症和缺铁性贫血的诊断标准有哪些

(1)铁缺乏症的诊断:①具有导致缺铁的危险因素,如喂养不当、生长发育过快、胃肠疾病和慢性失血等。②血清铁蛋白<15微克/升,伴或不伴血清转铁蛋白饱和度降低(<15%)。③血红蛋白正常,且外周血成熟红细胞形态正常。

(2)缺铁性贫血的诊断:①Hb 降低,符合 WHO 儿童贫血诊断标准,即 6 个月至 6 岁<110 克/升;6～14 岁<120 克/升。由

于海拔高度对 Hb 值的影响,海拔每升高 1 000 米,Hb 上升约4%。②外周血红细胞呈小细胞低色素性改变,平均红细胞容积(MCV)＜80f1,平均红细胞血红蛋白含量(MCH)＜27 皮克,平均红细胞血红蛋白浓度(MCJJC)＜310 克/升。③具有明确的缺铁原因,如铁供给不足、吸收障碍、需求增多或慢性失血等。④铁剂治疗有效,铁剂治疗 4 周后 Hb 应上升 20 克/升以上。⑤铁代谢检查指标符合 IDA 诊断标准。下述 4 项至少满足 2 项,血清铁蛋白＜15 微克/升,血清铁＜10.7 微摩/升(60 微克/分升),总血清铁结合力＞62.7 微摩/升(350 微克/分升),转铁蛋白饱和度＜15%。但应注意血清铁蛋白和转铁蛋白饱和度易受感染和进食等因素影响,并存在一定程度的昼夜变化。⑥骨髓穿刺涂片和铁染色是诊断 IDA 的金标准,骨髓可染色铁显著减少甚至消失、骨髓细胞外铁明显减少、铁粒幼细胞比例＜15%,仍被认为是诊断IDA 的"金标准";但由于为侵入性检查,一般情况下不需要进行该项检查。对于诊断困难,或诊断后铁剂治疗效果不理想的患儿,有条件的单位可以考虑进行,以明确或排除诊断。⑦排除其他小细胞低色素性贫血,尤其应与轻型地中海贫血、慢性病贫血肺含铁血黄素沉着症等相鉴别。

## 87. 如何读懂小儿血常规检验报告

孩子是否有贫血,医生经常开出一张血常规的化验单,要孩子去检验科化验。那么家长怎样读懂化验单呢?

例:年龄 9 个月,检验报告显示,白细胞总数 $10.7 \times 10^9$/升,淋巴细胞 64.1%,中性粒细胞 30.1%,血小板总数 $350 \times 10^9$/升,红细胞总数 $4.0 \times 10^{12}$/升,血红蛋白在 110 克/升。

当看到检验报告显示的与参考值对照高高低低时,一定认为这个孩子的血象不正常了。但根据小儿血象特点,这个 9 个月大的孩子血象都在正常范围。小儿血象有其明显的年龄特征的。这个孩子白细胞总数高是因为年龄在婴儿期。淋巴细胞百分比高，中性粒细胞百分比低是因为 9 个月大正处于粒细胞与淋巴细胞的第一次交叉期。血红蛋白在 110 克/升，可能处于生理性贫血期，可以先加强营养，如果低于 110 克/升，可以用药物治疗。小儿血象特点如下。

(1)红细胞和血红蛋白：初生红细胞可以高达 $5\sim7\times10^{12}$/升，血红蛋白 170 毫克/升左右，生后 10 日内红细胞、血红蛋白约减少 20%，以后继续下降，至生后 2～3 个月达到最低水平，红细胞下降至 $3.0\times10^{12}$/升，血红蛋白下降至 110 克/升，称为生理性贫血。在婴儿期，红细胞计数约维持在 $4\times10^{12}$/升，血红蛋白在 110 克/升左右，至 12 岁红细胞和血红蛋白达到成年人水平。

(2)白细胞：主要分两种类型，即粒细胞(包括嗜中性、嗜碱性、嗜酸性)和淋巴细胞(单核细胞)。初生白细胞总数可以高达 $20\times10^{9}$/升以上，至 2 周左右达到 $12\times10^{9}$/升左右，此值一直持续整个婴儿期，至学龄期后降至 $8\times10^{9}$/升，以后达到成年人的 $7\times10^{9}$/升。

白细胞分类中，粒细胞与淋巴细胞的变化比较突出，初生中性粒细胞占 60%～65%，淋巴细胞占 30%～35%。生病 4～6 天，两者相等为血象曲线的第一次交叉，以后婴儿期均是淋巴细胞占优势，约占 60%，中性粒细胞约占 30%，4～6 岁时两者又一次相等，为第二次交叉，6 岁以后中性粒细胞继续增多，淋巴细胞减少，逐渐接近成年人值。

(3)血小板：新生儿期波动较大，6 个月后与成年人相比差别不大，为$(150\sim350)\times10^{9}$/升。

## 88. 哪些儿童易患铁缺乏症和缺铁性贫血

　　我国 6 岁以下儿童发病率为 30%～40%,目前营养性贫血仍是危害儿童身心健康的最常见疾病之一。从患病率看,6～24 月龄、11～17 岁均为高发患病群体。青少年女性高于男性 2～3 倍,其原因是这年龄段的儿童由于机体迅速增长,随着血容量的增加而有红细胞总量的大幅扩展。在青春期,男性青少年肌肉快速发育,女青少年经期失血等,皆需补充更多的铁。

## 89. 儿童为何易患铁缺乏症

　　(1)先天储铁不足:妊娠期孕母的铁跨胎盘主动转运至胎儿,尤其在妊娠晚期。因此,早产、双胎或多胎、胎儿失血和孕母严重缺铁均可导致胎儿先天储铁减少。另外,孕母孕早期缺铁性贫血与早产和低出生体重密切相关,而孕期补铁有可能降低早产和低出生体重儿发生率。

　　(2)铁摄入量不足:母乳铁吸收率高,但含铁量低,长期单纯母乳喂养,未及时添加富铁食物或铁强化配方乳是儿童铁减少的重要原因。我国居民膳食中铁质以植物性非血红蛋白铁为主,摄食铁的总量不能满足机体的需要。多见于婴幼儿及散居学龄前儿童。

　　生物利用率较低,膳食中非血红蛋白铁(在谷物、蔬菜等占绝大部分)吸收率低于动物血红蛋白铁(即动物血、内脏、肌肉)。如中小学生虽然每日摄食铁的总量超过其每日膳食中营养素推荐量(FDA),但由于其中植酸等含量高,机体对其中铁有效利用率低。

　　(3)铁吸收障碍:饮食搭配不合理或胃肠道疾病。

　　(4)铁需求量增加:婴儿和青春期儿童生长发育快,生长突增、月经丢失,对铁的需求量大,但又未及时添加富铁食物。

(5)铁丢失增加:长期慢性失血,如消化道出血、月经增多。

## 90. 儿童营养性缺铁性贫血有哪些临床表现

营养性缺铁性贫血发病迟缓,面色及皮肤呈进行性苍白或略黄。长期贫血的儿童生长发育落后于同龄正常儿。除贫血本身引起的心慌气短、头晕眼花,自觉全身无力临床症状外,常伴有因免疫功能降低而并发感染时的各种表现。贫血严重者学习、活动和劳动耐力降低。体检可见面色苍白、口唇黏膜和睑结膜苍白,可有脾、肝脏轻度增大。心脏可有杂音,重者有心血管功能代偿不全现象。消化道改变,胃酸缺乏等。

## 91. 儿童铁缺乏症和缺铁性贫血如何防治

(1)预防:正常婴儿体重增加1倍,保持血红蛋白正常,体内储存的铁是足够用的。所以,在体重增长1倍以前,若有明显的缺铁性贫血,一般不是由于饮食中缺铁所致,必须寻找其他原因。

婴儿以乳类食品为主,此类食品中铁的含量极低。母乳铁的含量与母亲饮食有关系,一般含铁为1.5毫克/升。牛乳为0.5~1.0毫克/升,羊乳更少。乳类中铁的吸收率为2%~10%,人乳的铁的吸收率较牛乳高。生后6个月内的婴儿若有足量的母乳喂养,可以维持血红蛋白和储存铁在正常范围内。因此在不能用母乳喂养时,应喂强化铁的配方奶,并及时添加辅食,否则在体重增长1倍后,储存的铁用完,即可发生贫血。母乳喂养6个月后的婴儿如不添加辅食,亦可发生贫血。

饮食铁主要来源是肉类、鱼类、禽类、肝、肾、心及蛋黄。另外,贝类、可可、糖浆、绿叶蔬菜和菠菜及强化面粉与谷类也含有铁。

摄入的铁大部分是复合物形式，如铁卟啉或血红蛋白，或铁蛋白复合物。谷物铁通常是还原铁，有时用硫酸亚铁强化。除牛奶外，肉类及其他动物性食物血红蛋白铁在消化时与结合蛋白质分离，以血红蛋白形式被吸收。血红蛋白铁较其他来源铁更易吸收。二价铁用作强化食物或补充品时，都比三价铁盐或三价铁复合物更易吸收。

(2)治疗：首先应做好婴幼儿喂养指导。母乳中铁虽不够，但其吸收较好。如不能用母乳喂养时，应选用强化铁配方奶喂养；或及早在食物中加铁，进行工业化生产时，制造强化铁的婴幼儿食品，可在牛奶、谷类、面粉中加入硫酸亚铁。如在 1 000 毫升牛奶中加硫酸亚铁 0.06 克等于纯铁 12 毫克，就能满足婴儿的需要。铁的吸收若按 10% 计算，则小儿时期的推荐供给量为 10～15 毫克/日，青春期女孩为 18 毫克/日。关于加用强化铁的饮食，足月儿从 4～6 个月开始(不晚于 6 个月)，早产婴儿及低体重儿从 3 个月开始。最简单的方法即在奶方中或辅食中加硫酸亚铁。对母乳喂养儿每日加 1～2 次含铁谷类。尚可交替使用硫酸亚铁滴剂，足月儿纯铁用量不超过每日 1 毫克/千克体重，早产儿不超过每日 2 毫克/千克体重。每日最大总剂量为 15 毫克，在家庭使用最多不超过 1 个月，以免发生铁中毒。

人工喂养儿在 6 个月以后，若喂不加铁的牛奶，总量不可超过 750 毫升，否则就挤掉了含铁饮食的入量。对于血红蛋白在 110 克/升的正常低限的婴儿，亦应给予铁剂每日 3 毫克/千克体重，在医生指导下共服 3 个月。实验证明，其中部分婴儿应用铁剂后血红蛋白轻度上升，说明这类婴儿中亦存在轻度缺铁现象，必须及早纠正。

## 92. 何谓碘缺乏症

　　碘缺乏症是由于自然环境碘缺乏，造成机体碘营养不良，所表现的一组有关联疾病的总称。它包括地方性甲状腺肿，克汀病和亚克汀病，单纯性聋哑，胎儿流产、早产、死产和先天畸形等。它实质上属于微量营养素营养不良。碘缺乏症主要发生于特定的碘缺乏地理环境，具有明显的地区性。

## 93. 食物和碘缺乏症有何相互关系

　　食物是身体内碘的主要来源。如果长期以含碘低的粮食和肉类为食品，就会出现碘营养不足，健康就会或多或少受到影响。身体的碘营养状况是同环境密切相关的。如果生活环境的土壤含碘少，生长在这种土壤上的植物含碘也少，吃了低碘饲料的各种动物（如羊、牛、狗和兔等）也会造成碘营养不足。因此说无人幸免，特别是儿童和妇女。虽然大多数人看上去似乎很"正常"，只有部分人会表现出明显病态，如地方性甲状腺肿和地方性克汀病。但实际上，这种"正常"是一种隐藏的病态。

## 94. 怎样知道体内缺碘了

　　如果我们居住环境中曾出现过"粗脖子病"的人，就可以大致确认自己的居住地是缺碘地区。体内是否存在碘缺乏，则要从人们生活的外环境和身体内环境两个方面来进行判断。外环境包括土壤和水等。因为在同一地区水里的碘含量代表了土壤中的碘含量，所以只要取水样交给卫生防疫部门化验，就能知道本地区外环境碘水平。内环境的碘缺乏可以从尿碘和有没有患甲状腺肿大两个方面考察。

（1）我们每天从尿中排出的碘能反映身体内碘营养水平。吃的碘多，尿碘就多，吃的碘少，尿碘少，所以尿碘是判断我们吃碘多少的最敏感指标。如果多次验尿发现人体存在碘营养不足，就应该引起注意，否则时间长了，有可能患碘缺乏症。儿童生长发育迅速，需碘量多，因此儿童是碘缺乏最敏感的人群。国家规定 8～10 岁的学龄儿童是碘缺乏症监测的主要目标人群，通过定期检查有多少儿童的甲状腺肿大，他们尿中含有多少碘，就可以判断该地区人群碘缺乏情况。

（2）儿童体内碘缺乏持续 3～4 个月之后，甲状腺就会出现明显的肿大，为指导防治工作提供可靠信息。

## 95. 碘缺乏症有哪些临床表现

（1）胎儿期：流产、死产、先天异常。围生期及婴儿期死亡率增高。

（2）新生儿期：新生儿甲低、新生儿甲状腺肿、脑发育落后。

（3）儿童期和青春期：智力低下、甲状腺肿大、青春期甲低体格发育落后。

（4）成年期：智力低下、甲状腺肿大及其并发症、甲低。

（5）神经型克汀病：脑发育落后、聋哑、痉挛性瘫痪、斜视。

（6）黏肿型克汀病：脑发育落后、体格发育落后、神经运动功能受损，胎儿甲低。

## 96. 碘缺乏症如何防治

防治碘缺乏症最方便又经济的方法是食盐加碘，通过普通的碘化食盐对碘缺乏症的全球防治，构成最具成本效益的干预措施之一。同时可经常食用含碘丰富的海产品,如海虾、带鱼、海带、紫菜等。

目前国内外的加碘盐一般分为两种:加碘酸钾的加碘盐和加碘化钾的加碘盐。我国目前加碘盐多数为加碘酸钾的碘盐,个别地区有加碘化钾的碘盐,这些统称为加碘食用盐。我们在平时烧菜的时候,应该尽量晚一点儿放盐,这样可以防止加碘盐中的碘由于受热过长而挥发。

碘盐可有效地预防碘缺乏症。首先,食用碘盐贵在坚持。人体补碘是一个长期性、日常性和生活化的过程,正常人应经常食用碘盐,最好是天天食用。其次,碘盐储存方法要适当。碘盐应贮存于玻璃或陶瓷罐中,加盖密封放置于低温阴凉处。同时,碘盐不宜久存,要随食随买为宜。以前的含碘盐是在食盐中掺入碘化钾制成,但由于碘化钾在空气中易被氧化,会造成碘流失,且价格较贵,故我国从 1989 年起规定食盐中不加碘化钾,改加碘酸钾。碘酸钾是一种较强的氧化剂,在空气中或遇光都是不会被氧化的;而且碘酸钾是离子晶体,沸点高,不具挥发性。碘盐虽然在空气中不会被氧化,但为防止被还原,也要注意以密封保存为好。

## 97. 有碘过量吗

近年来,碘过量受到了国际甲状腺学界和地方病学界的高度重视。国际权威学术组织于 2001 年首次提出了碘过量的定义(尿碘大于 300 微克/升),一致认为碘过量可导致甲状腺功能减退症、自身免疫甲状腺病和乳头状甲状腺癌的发病率显著增加。专家认为,碘摄入的推荐剂量是成年人 1 100 微克/天,尿碘中位数应当控制在 100～200 微克/升之间,以保证我国居民的碘营养状态始终处于安全的范围,免受碘缺乏和碘过量的危害。

## 98. 碘过量对人体有哪些危害

碘过量引起人体代谢紊乱,表现为体重减轻、肌肉无力等症状。过量食用碘同样会发生甲状腺肿大,尤其是儿童更容易出现因碘过量导致甲状腺肿大。专家指出,碘过量可使甲亢的发病危险性提高,使隐性甲状腺自身免疫疾病转变为显性疾病,长期碘过量可使甲减和亚甲减的患病危险性提高。研究发现,碘超足量地区(尿碘中位数 200～300 微克/升)和碘过量地区(尿碘中位数＞300 微克/升)亚临床甲减的发病率分别为 11.3 倍和 12.6 倍升高,自身免疫甲状腺炎的发病率分别为 4.4 倍和 5.5 倍升高。

碘缺乏地区补碘至碘超足量可以促进亚临床甲减发展为临床甲减。碘超足量和碘过量主要危害碘营养敏感人群。这些人群包括:具有甲状腺疾病家族史人群、既往贻患甲状腺疾病人群、碘缺乏严重地区人群、甲状腺抗体阳性人群。这些碘营养易感人群约占总人口 20％以上。食盐加碘引起自身免疫甲状腺病的患病率增加,临床表现为临床甲减、亚临床甲减或者自身免疫性甲亢。有专家称:“在存在甲状腺自身免疫背景的人群,即使是轻度的碘摄入量增加(250 微克/天),也会引起该人群的 20％发生甲减。”

## 99. 人体“摄碘”多少合适

大多数人群对从食物中摄取过多的碘是非常耐受的。但有报道说,过量摄取会引起甲状腺功能紊乱,诱发带有或不带有甲状腺肿大的甲状腺功能减退,以及甲状腺肿瘤发生和种类的变化。2001 年,美国食品与营养协会设定了儿童及成年人碘摄入量上限,见下表。

**碘摄入量上限表**

| 年龄(岁) | 1～3 | 4～8 | 9～13 | 14～18 | 19～50 |
|---|---|---|---|---|---|
| 日用量上限(微克) | 200 | 300 | 600 | 900 | 1100 |

应注意碘摄入量上限并非毒性极限。短期碘摄入量超出该上限值不会对人体健康带来不良危害。调查表明,1.5～4.5 岁儿童每日几乎从牛乳全部摄入的碘在 87～309 微克(超出该年龄段摄入量上限)。尽管对于儿童这类高牛奶摄入群体,由牛奶中摄取的高浓度碘被认为对身体健康带来危害的可能性很小。

根据美国食品药品管理局(FDA)的建议,人类每天只须摄取150 微克的碘。现在市面上多数含碘食盐中,每克盐含碘 20～50微克,以每天食 6 克食盐为例,摄入碘已达 120～300 微克(世界卫生组织推荐每人每天的食盐摄入量是 6 克)。

## 100. 小儿碘过量有何临床表现,如何处理

(1)小儿碘中毒多因误服或因用量过大,偶见对碘过敏。如果小儿误服较高浓度的碘制剂,如碘酊、碘甘油、复方碘溶液、碘喉片等。碘对胃肠道有强烈的刺激和腐蚀作用,吸收后与组织中蛋白反应引起全身中毒症状。小儿误服后口腔内有碘味,口腔、食管和胃部有烧灼热和疼痛,口腔和咽喉部有水肿,呈棕色,病愈后可引起食管和胃的瘢痕和狭窄。病儿还出现头晕、头痛、口渴、恶心、呕吐、腹泻、发热等症状,粪便中可带血。中毒严重的小儿面色苍白、呼吸急促、发绀、四肢震颤、意识模糊、定向力丧失、感觉障碍、言语杂乱,甚至昏迷、休克,或有中毒性肾炎,出现血尿、蛋白尿,严重者引起急性肾衰竭。过敏的病儿可引起过敏性休克。

(2)小儿碘过量应立即口服大量淀粉食物,如米汤、藕粉、面粉、粥及馒头、面包、饼干、山芋、马铃薯等,加水调成糊状,多次服

入,然后用筷子压小儿舌根催吐;立即到医院用含淀粉液体洗胃,直到洗出液无蓝色为止。

## 101. 营养和小儿缺锌有何关系

　　锌是人体 25 种必需元素之一,虽然在人体中的含量很少,只有 1.4～2.3 克,但其功效非常重要,它参与体内 70 余种酶的合成。我国 20 世纪 70 年代末以来,就有大量关于锌缺乏病的报道,其中以小儿居多。

　　(1)入量不足:谷类等植物性食物含锌量较肉、鱼、蛋、奶等动物性食物少,故素食者易缺锌。生长发育期和营养不良恢复期对锌需要量相对增多,孕妇与乳母需锌亦较多,全胃肠道外营养如未加锌或加锌不足,可致严重缺锌。感染、发热时锌需要量增加,同时食欲下降,入量减少,易致缺锌。

　　(2)吸收不良:各种原因所致腹泻皆可减少锌的吸收,如慢性腹泻、吸收不良综合征、谷类食物含植酸盐与粗纤维多等,妨碍锌的吸收。牛乳中含锌量与母乳相似,但牛乳锌吸收利用不及母乳锌。锌食入后主要在十二指肠到回肠,锌在门静脉血浆中与白蛋白结合,有 30％～40％ 被肝脏摄取,随后释放回到血液中。体内的锌 95％ 以上在细胞内,约 60％ 存在于肌肉,30％ 在骨骼,5％ 在肝,15％ 在脑。血液中的锌 80％ 存在于红细胞中。代谢后的锌约 90％ 通过粪便排泄,部分自尿液及汗液排出。锌的吸收与胃肠功能关系密切。

　　(3)其他原因:如铅中毒及被动吸烟所致镉污染严重者等原因,影响锌的吸收,如反复失血、溶血、外伤、烧伤皆可使锌随体液丢失;肝硬化、慢性尿毒症等因低白蛋白血症所致高锌尿症,一些药物如长期应用金属螯合剂(如青霉胺等)及反复静脉滴注谷氨酸盐,与锌结合自尿排出,皆可致锌缺乏。遗传缺陷如肠病性肢端皮炎也可锌缺乏。

## 102. 锌在儿童生长发育中的作用是什么

(1)锌与酶：锌是人体必需的微量元素之一，广泛参与各种代谢活动。人体内有许多种重要的酶为含锌酶或为锌依赖酶，参与细胞分化、复制和基因表达，锌还广泛地参与核酸、蛋白质、脂类和糖类的合成与降解。因此，证明锌直接参与基因表达调控，影响生长发育。儿童补锌的生长反应可能是因增强 RNA 聚合酶的活性而增加了蛋白质的合成。

(2)锌与细胞膜：锌可维持细胞膜稳定，减少毒素吸收和组织损伤。缺锌可造成细胞膜的氧化损伤，使红细胞的脆性增加。

(3)锌与味觉：锌是味觉素的成分，味觉素有营养和促使味蕾生长的作用。锌对口腔黏膜上皮细胞也是一个重要的营养因素。

(4)锌与免疫：锌对淋巴细胞可促进有丝分裂及细胞转化，维持 T 细胞及中性粒细胞等的免疫功能，增加干扰素、白细胞介素等免疫因子的合成。缺锌严重时胸腺可退化。

(5)锌与激素：如对睾酮、肾上腺皮质激素等的产生、储存和分泌，以及激素受体的效能起作用。

(6)锌与维生素 A：锌可协助肝脏合成视黄醇。结合蛋白，动员肝脏储存的维生素 A 到血以维持血中维生素 A 的正常浓度。

## 103. 孩子缺锌有哪些临床表现

(1)厌食：缺锌时味蕾功能减退，味觉敏锐度降低，食欲缺乏引起孩子偏食、厌食或异食；摄食量减少，消化能力也减弱。

(2)生长发育落后：缺锌妨碍核酸和蛋白质合成并致纳食减少，影响小儿生长发育。缺锌小儿身高、体重常低于正常同龄儿，孩子矮小、瘦弱，严重者有侏儒症。缺锌可影响小儿智能发育，有认知行为改变，如认知能力不良、精神萎靡、共济失调、精神发育迟缓、行为障碍等，补锌皆有效。

(3)青春期性发育迟缓：如男性睾丸与阴茎过小，睾酮含量低，性功能低下；女性乳房发育及月经来潮晚；男女阴毛皆出现晚等。补锌后数周至数月第二性征出现，上述症状减轻或消失。

(4)异食癖：缺锌小儿可有喜食泥土、墙皮、纸张、煤渣或其他异物等现象，补锌效果好。

(5)易感染：缺锌小儿细胞免疫及体液免疫功能皆可能降低，易患各种感染，包括反复感冒、肺炎、腹泻等。近年来，在多个发展中国家做随机抽样科学对比的统计学研究发现，缺锌儿童补充锌可降低腹泻及肺炎的发病率(此两病为当地儿童死亡最主要的原因)，并可治疗腹泻。

(6)皮肤黏膜：缺锌严重时，可有皮肤干燥、各种皮疹、大疱性皮炎、复发性口腔溃疡、下肢溃疡长期不愈及程度不等的秃发等。

(7)易畸形：严重缺锌孕妇的胎儿生长发育落后，多发畸形，妊娠反应加重、流产、早产及各种畸形，包括神经管畸形等。产妇因子宫收缩乏力而产程延长、出血等。

(8)其他症状：如白内障及因维生素 A 代谢障碍而致血清维生素 A 降低、暗适应时间延长、夜盲等。

## 104. 如何判断锌的实验室诊断指标

(1)空腹血浆(清)锌：低于正常，在正常低限 10.0～10.7 微摩/升(65～70 微克/分升)以下。一般血清锌略高于血浆锌，因部分锌从红细胞和血小板中释出，取血距测定时间愈长，锌测定值愈偏高，取血后应立即分离血浆并测定。注意取血要避免溶血，因红细胞锌高于血浆锌 10 余倍；标本勿污染，橡皮塞与橡皮膏含锌，应避免使用。血浆(清)锌受近期饮食含锌量的影响。另外,肝、肾疾病及急、慢性感染、应激状态皆可使血浆(清)锌下降。

(2)餐后血清(浆)锌浓度反应试验(PZCR):可反复证实餐后血浆锌水平,下降约15%无临床症状与体征者,为亚临床锌缺乏。

(3)发锌:可为慢性缺锌的参考指标。因发锌受头发生长速度、环境污染、洗涤方法及采集部位等多种条件影响,且与血浆锌无密切相关,并非诊断锌的可靠指标。一般认为发锌低于70微克/克(70ppm)可作为缺锌的佐证;>70微克/克,<110微克/克,不能排除缺锌的可能。

(4)血清碱性磷酸酶:锌参与碱性磷酸酶活性,故血清碱性磷酸酶活性可有助于反映婴幼儿锌营养状态,缺锌时下降,补锌后又上升。

(5)白细胞锌:为反映人体锌营养水平较敏感的指标,但操作较复杂,临床不易推广。

(6)其他指标:近年来,国内外有人研究用稳定性同位素法测锌代谢池大小及测定金属硫蛋白浓度,以了解锌营养状态。由于污染物存在和疾病状态下排泄增加,尿锌水平不稳定。

## 105. 小儿锌缺乏症如何预防

人初乳含锌量较高,人乳中的锌吸收和利用率也较高,故婴儿母乳喂养对预防缺锌有利。但随年龄增长要按时添加辅食,如蛋黄、瘦肉、血、动物内脏、豆类及果类含锌较丰富,要每日适当安排进食。无母乳的人工喂养儿最好给予一些强化了适量锌的婴儿配方奶或奶粉。要提倡平衡膳食。现市售有多种强化锌的食品,要注意其锌含量,一次摄入大量锌或长期锌入量过多皆可致中毒。

## 106. 哪些食物含锌多

肉类（牛肉、猪肉、肝）、海产品（牡蛎、紫菜、虾皮等）、家禽、蛋黄、花生仁、核桃仁等的含锌量丰富，平时应该多食。此外，各种豆类、硬果类，以及各种种子亦是较好的含锌食品，可供选用。含锌丰富的食物：按每100克食物中含锌的毫克数计算，生蚝71.20毫克，山核桃12毫克，海蛎肉47.05毫克，猪肝11.25毫克，马肉12.26毫克，鲜赤贝11.58毫克，口蘑9.04毫克，螺蛳10.27毫克，牡蛎9.39毫克，乌梅7.65毫克，香菇8.57毫克，蚌肉8.50毫克，芝麻6.13毫克，奶酪6.97毫克，小麦胚粉23.40毫克，地衣5.00毫克。膳食中多选择以上食物进行合理搭配，坚持下去就可以改善锌营养状况。实验表明，锌多在小肠近端被吸收，与铁相似，仅有部分锌能被吸收。大鼠锌吸收受十二指肠黏膜锌含量调节。许多饮食成分可以影响锌吸收，最主要因素是某些谷粒植酸含量高。

## 107. 儿童锌缺乏症如何治疗

（1）应去除引起儿童缺锌的原因，积极正确治疗原有疾病，并改善饮食，适当增加富含锌的食物。如果只是儿童体内的锌营养不足，症状不是很严重，可通过合理营养进行调整。

（2）婴幼儿、学龄前及青春期前儿童缺锌影响生长发育，可每日口服锌剂（按元素锌计）0.5～1.5毫克/千克体重，或按推荐的每日锌元素参考摄入加倍给予，最大量每日20毫克，疗程为3个月，轻症可较短，用硫酸锌、葡萄糖酸锌或醋酸锌皆可。

（3）对继发性锌缺乏，锌用量因吸收不良及丢失过多的严重程度不同而异，为了快速生长的需要，婴幼儿如继续丢失过多，每日可增至 2 毫克/千克体重。但应密切监测血浆锌含量。

(4)肠病性肢端皮炎患儿一生需补锌,应用过量锌可致血浆铜降低。

(5)为了利于锌的吸收,口服锌剂最好在饭前 1～2 小时。低锌所致厌食、异食癖一般服锌剂 2～4 周见效,生长落后 1～3 个月见效。非缺锌所致患儿给锌剂无效,用锌剂治疗时,应随时观察疗效与不良反应,并监测血浆锌。除肠病性肢端皮炎或全胃肠道外静脉营养等特殊情况外,要及时停药。切忌不能乱补锌的制剂。锌过量也会带来毒性反应。锌和任何营养素一样缺乏或过量均会引起人体营养失调,对儿童健康不利。

植物来源的锌比动物来源的锌生物利用度低,食品添加物通常以硫酸锌、醋酸锌和葡萄糖酸锌的形式,它们的吸收率比磷酸锌、枸橼酸锌、碳酸锌和氧化锌好。

## 108. 锌可引起急性中毒吗

一般膳食中含锌量不会有锌中毒的危险。但是在空气、水被污染时,造成的误吸误服;临床应用口服或静脉注射或误服大剂量的锌,或食用镀锌器皿存放的酸性食物或饮料,锌溶于酸中,都可以发生急性锌中毒。其症状有腹痛、恶心、呕吐及腹泻等。严重时可引起惊厥、昏迷、脱水和休克、死亡。若尿锌浓度超过 1 000 微克/升时可以确诊。

## 109. 儿童慢性锌中毒有哪些原因及表现

锌的供应量和中毒量很接近,安全带很窄。长期盲目补锌,长期吃强化锌的食物过量,幼儿舔涂锌玩具可造成锌中毒。慢性锌中毒的危害可损害儿童学习、记忆能力,幼儿生长发育迟缓;影响儿童铜的吸收使之贫血;还可表现为食欲不振,精神萎靡,血清铁、血清铜下降及顽固性贫血。因此,不能盲目长期或超量给儿童补充锌,否则对机体有潜在的危险性,应予警惕和重视。

## 110. 锌中毒如何处理

对误服大剂量可溶性锌盐患儿,应立即去医院洗胃,但如呕吐物带血液,应避免用胃管及催吐。根据情况口服硫酸钠导泻,内服牛奶以沉淀锌盐。必要时输液,以纠正水和电解质紊乱,并给祛锌疗法等。

慢性锌中毒患儿应停止使用含锌的制剂,给予相应的对症治疗。

## 111. 维生素 D 是营养素还是激素

维生素 D 一直被认定为是一种微量营养素,参与钙磷代谢,是促进骨骼发育最主要的营养素。促进骨骼发育,这是维生素 D 的首要功能。维生素 D 转化成 25-羟维生素 D[25-(OH)D]。1,25 羟维生素 $D_3$[1,25-$(OH)_3$]才具有活性。身体各种器官都有维生素 D 受体,维生素 D 与受体结合才能发挥生理作用,因而又被认定是激素类物质。

维生素 D 的活性物质 1,25-(OH)D,可促进小肠黏膜对钙、磷的重吸收,促进肾近曲小管对钙、磷的重吸收,促进旧骨吸收和新骨的形成。但甲状旁腺素只能促进钙、磷经肠的吸收,不如维生素 D 的作用强,能使旧骨脱钙但不能使新骨钙化,抑制肾近曲小管对磷的重吸收,增进对钙的重吸收。降钙素的生理功能,主要是抑制骨盐溶液,使血钙含量降低,抑制肾近曲小管对磷的重吸收。

## 112. 小儿维生素 D 缺乏与疾病有何关系

婴幼儿的维生素 D 营养总是较差,维生素 D 缺乏 12.5%,维生素 D 不足者为 43.7%。

(1)外源性维生素 D:通过膳食或药物制剂获得。但通过膳食往往维生素 D 摄入不足(维生素 D 强化的食物例外),一般天然食物除有些海鱼(如鲨鱼)的肝脏含多量维生素 D 外,乳类包括人乳及牛羊乳、蛋黄、肉类等含量皆很少,谷类、蔬菜、水果则几乎不含,每日的天然食物所含维生素 D 常不足人体需要(400 国际单位:10 皮克,不分年龄),维生素 D 的来源主要靠日光照射,动物体中所含为维生素 D,植物中的麦角固醇经紫外线照射转化为骨化醇即维生素 D。

(2)内源性维生素 D:由日光中的紫外线直接照射人体的表皮和真皮内储存的 7-脱氢胆固醇即维生素 D 原,经光化学作用转化为前维生素 D,再经皮肤温热作用转化为胆骨化醇即维生素 $D_3$。

值得关注而又常常被忽视的是孕妇和胎儿的维生素 D 营养,这是人的生命极为活跃的时期,要求营养丰富而平衡,但维生素 D 和钙营养常缺乏,尤其是北方冬季孕妇和新生儿几乎 100% 的处于维生素 D 缺乏状态,因而胎儿佝偻病高达 16.4%,早期婴儿易发生佝偻病,成年人易发骨软化症,老年人骨质疏松症降低肌肉力量,易跌倒和骨折。维生素 D 代谢产物与甲状旁腺素、降钙素等构成维生素 D 内分泌系统,作用于钙磷代谢与骨的发育。

## 113. 维生素 D 有哪些作用

(1)预防糖尿病:孕妇维生素 D 缺乏,其后代可出现胰岛素自身抵抗,儿童补充维生素 D 可降低成年后 1 型糖尿病 80% 的风险,若儿童维生素 D 缺乏,患 1 型糖尿病的风险增加 2 倍。

(2)减少心血管疾病:高纬度地区人群维生素 D 缺乏,高血压和心血管病危险增加;紫外线照射血液,25-(OH)D$_3$ 浓度升高 1.8 倍,收缩压及舒张压下降 6 毫米汞柱,血压恢复正常,降低心血管病的发病。

(3)防治癌症:维生素 D 缺乏使乳腺癌、结肠癌、前列腺癌危险度增加 30%~50%,死亡率也增加。绝经后妇女每日补充维生素 D 1 100 国际单位和钙 1 500 毫克,一年后乳腺癌、结肠癌发病可减少 77%。健康妇女维生素 D 缺乏后,随访 8 年乳腺癌增加 2.5 倍。

(4)其他作用:提高细胞免疫,预防自身免疫性疾病如多发性硬化、银屑病,减低骨关节炎危险。如果维生素 D 缺乏,通过基因调控降低免疫功能,可使结核病发病率增加,自身免疫性疾病发病率(多发性硬化及银屑病)增加。孕妇维生素 D 缺乏,胎儿脑、肺发育易受损,患哮喘等危险性也增加。

# 114. 小儿维生素 D 缺乏的病因有哪些

(1)缺少日照:地区纬度、季节、衣着及空气污染都影响紫外线照射强度,北方地区纬度高,冬季天寒,大气污染,城市高楼林立等都使日光照射不足。多雨多雾地区、冬季、衣着多、少外出及工业区污染严重处常紫外线照射少,皮肤内维生素 D 合成不足。热带及亚热带,如不出户外或衣物过分遮阳也影响日照;黑种人皮肤含黑色素多,日光穿透不足,也影响维生素 D 的形成。

(2)维生素 D 摄入不足:每日的天然食物所含维生素 D 常满足不了人体需要。

(3)先天维生素 D 储备不足及生长过速:母孕期维生素 D 缺乏致胎儿储备不足及婴儿生长过速,均可使需要量增加。故北方冬、春季所生婴儿尤其是早产儿易患佝偻病,并可有先天性佝偻病;青春期生长加速,如日照少,可有晚发性佝偻病。

(4)胃肠道或肝、肾疾病:维生素 D 为脂溶性,如慢性腹泻、肝胆胰腺疾病脂肪吸收不良影响维生素 D 的吸收;肝、肾功能不良时,使维生素 D 的代谢发生障碍,活性代谢产物生成减少,皆可致程度不等的佝偻病,有的可非常严重并致骨骼畸形。

(5)药物影响:抗癫痫药可通过对钙吸收的直接作用和通过降低维生素 D 的作用来减少钙的吸收,如治疗癫痫的药物苯妥英钠、苯巴比妥等可使维生素 D 在体内的代谢加快,需要量增加,因此易导致佝偻病。患有癫痫而服用抗癫痫药的患者,需要常规补充矿物质和维生素 D。

## 115. 维生素 D 缺乏如何预防

(1)晒太阳:许多妈妈都知道晒太阳有利于孩子骨骼的成长,因此冬天一过,许多妈妈便带着孩子晒太阳,帮助宝宝骨骼健康成长。其实,晒太阳是一门学问,要选择适当的时间和方式。①选择适当的时间。孩子满月之后即可以抱到户外晒太阳,时间以上午 10 时左右为宜,此时阳光中的红外线强,紫外线弱,可以促进新陈代谢;下午 4 时紫外线中 X 光束可以促进肠道对钙、磷的吸收,增强体质,促进骨骼正常钙化。需要提醒的是,不管哪个季节,在上午 10 时至下午 4 时,尤其是中午 11 时到下午 4 时,这段时间,最忌长时间晒太阳,因为这段时间阳光中的紫外线最强,会对皮肤造成损伤。每次晒太阳的时间长短,应按婴儿年龄大小而定,要循序渐进,可由十几分钟逐渐增加到 1～2 个小时为宜。或每次 30 分钟左右,每天数次,如发现宝宝皮肤变红,出汗过多,脉搏加速,应立即回家并喝淡盐水,用温水给宝宝擦身。也可晒一会儿,再到阴凉处休息一会儿。②给宝宝穿得少些。有的妈妈带宝宝晒太阳时,怕宝宝感冒,给孩子戴上帽子、手套和口罩,殊不知这样晒太阳很难达到目的,尤其春天太阳的紫外线比较夏天弱得多,紫外线要透过衣物再到达皮肤就更难。给宝宝晒太阳应根据当时的气温条件,尽可能地暴露皮肤。③注意照射的部位。应避免阳光直射头部,也不要隔着玻璃晒太阳。有的妈妈怕宝宝吹风,常隔着玻璃让宝宝晒太阳,其实紫外线穿透玻璃的能力很弱,大部分紫外线被阻挡在外,故而降低了阳光的效果。④晒太阳前不要给宝宝洗澡。因为洗澡时可将人体皮肤中的合成活性维生素 D 的材料"7-脱氢胆固醇"洗去,降低了促进人体钙吸收的作用。晒太阳时也不宜空腹。⑤在我国北纬 35 度以北的华北、东北和西北地区人群维生素 D 营养状况较差,维生素 D 缺乏 58.7%,不足 36.9%. 充足 4.4%。中部地区维生素 D 充足 55%,其余不足或缺乏。北纬 25 度以南的广东及海南地区的人群全部维生素 D 充足,因而佝偻病和骨软化病的防治主要在北方地区,其次是中部地区。由于地区的差异,阳光少的地区应多做户外活动,以获得阳光。

(2)维生素 D 营养的改善:婴幼儿及老年人维生素 D 营养总是较差,维生素 D 缺乏分别为 12.5%及 60.0%,维生素 D 不足者分别为 43.7%及 20.0%。值得关注孕妇和胎儿。我国婴儿出生半个月开始每日服用维生素 D 预防剂量 400 国际单位,直到 3 岁。此后改为夏天晒太阳,冬天服维生素 D。早产儿、双胎儿服 800~1 000 国际单位,直到 6 个月后改为 400 国际单位。这个剂量可以起到预防佝偻病效果,但要达到理想的维生素 D 状态远远不够。鉴于目前不同人群维生素 D 营养很不理想,2008 年美国儿科学会将婴儿维生素 D 预防性投药由出生后 2 个月,提前到新生儿生后数天,也就是说一出生就开始直到青少年。补充维生素 D 剂量由 200 国际单位增加到 400 国际单位。即使如此,一些美国专家认为应提高到 800~1 000 国际单位以达到理想的维生素 D 状态。

母乳含维生素 D 较少,哺乳的妈妈就应补充维生素 D。乳母补充维生素 D 400 国际单位/日,母乳的维生素 D 增加到 78 国际单位/升。若补充到 1 000～2 000 国际单位/日,母乳的维生素 D 可增加到 124 国际单位/升。大部分食物含维生素 D 极少。但在鱼类、蛋黄、鱼肝、鸟及哺乳动物肝、黄油及奶类中含量较多。乳类虽不是维生素 D 很好的天然来源,但在许多国家都用维生素 D 加以强化。在美国,鲜牛奶、脱脂牛奶、炼乳及脱脂奶粉都强化维生素 D。对有些麦片及婴儿食物也进行强化。在我国也有许多强化食品。蛋类的维生素 D 集中在蛋黄中,而蛋黄内含量随鸡饲料中维生素 D 供给量及其在阳光下暴露时间的长短而变化。鱼肝油是维生素 D 含量最高的天然来源。

## 116. 维生素 D 能引起中毒吗

维生素 D 中毒是人为的医源性疾病,可以预防。通常膳食来源的维生素 D 一般不会过量或中毒。只有摄入过量维生素 D 补充剂或维生素 D 及其代谢产物制剂的婴幼儿及儿童才有发生维生素 D 中毒的可能。诊断应该结合临床,血钙,血清 25-$(OH)D_3$,放射检查。维生素 D 中毒血清 25-$(OH)D_3$,水平一般在 150～400 纳克/毫升,而不是超过本地区健康人群均值上限。应排除甲状旁腺引起的维生素 D 过敏。

## 117. 小儿维生素 D 中毒的原因有哪些

(1)医源性维生素 D 中毒:①一次或连续多次投服或注射超量的维生素 D,如将临床治疗的突击剂量用于预防而致中毒。②对佝偻病的活动期、恢复期及后遗症期不加区别,不详细询问病史、服药史,盲目反复多次投服或注射过量维生素 D。③诊断错误,如出牙晚、多汗、烦躁、体弱等均诊断佝偻病。X线诊断佝偻病的标准不统一,将骨的生理变异误诊为佝偻病,反复大剂量使用维生素 D。在热带或亚热带日照多,因缺钙所致佝偻病误以为维生素 D 缺乏而误用大剂量维生素 D。

（2）误服:将维生素 D 制剂误认为其他药物或将维生素 D 制剂的单位剂量认错,长期或连续过量服用而致中毒。

（3）累积中毒:有的家长误将维生素 D 当作营养药物,自行购买及长期过量服用维生素 D 制剂。多种维生素 D 强化食品等可致累积中毒。

## 118. 维生素 D 中毒有哪些临床表现

维生素 D 中毒症状较多,均非特异性症状。主要是由于维生素 D 过量或中毒引起高钙血症,全身乏力,食欲缺乏等,进而导致各个系统的异常。

（1）消化系统:食欲下降或厌食,口渴多饮,恶心呕吐,便秘或腹泻,体重下降等。

（2）心血管系统:血压增高或下降,可有心动过缓,房室传导阻滞,心电图 ST 段改变,心脏可闻及收缩期杂音。

（3）呼吸系统:反复上呼吸道感染,甚至支气管炎、肺炎等。

（4）泌尿系统:多尿,尿比重低且固定,间质性肾炎,肾结石,肾髓质钙质沉着,预后可因急、慢性肾衰竭致死。

（5）神经精神系统:精神不集中,婴儿智力落后,头痛嗜睡,定向能力减弱,易激惹、抑制,偏执狂、幻觉、共济失调,反射低下,语言障碍,视力紊乱,耳聋(耳鼓膜钙化)等。

（6）肌肉、骨骼系统:肌张力减低,肌痛,肌肉无力,关节痛,关节渗出,骨痛。

（7）血液系统:轻度贫血。

## 119. 小儿维生素 D 中毒有哪些影像学改变

疑有维生素 D 中毒的患儿,一般采用手腕包括肘关节 X 线平片进行诊断。干骺端硬化带是维生素 D 中毒常见 X 线征象之一,但并非是特征性表现。维生素 D 中毒的主要 X 线征是:

(1)尺桡骨干皮质骨模糊并有骨膜反应。

(2)皮质骨松化或骨质疏松。

(3)尺桡骨干骺端硬化带或"疏密"带。

(4)骨干皮质增厚致密。

(5)骨髓钙化。

(6)腕骨化骨核钙化环增厚硬化。

以上 6 种 X 线征象亦非特异性。凡有明确的维生素 D 应用过量史,同时出现至少 6 种中的 3 种征象才能诊断维生素 D 中毒。严重中毒者可见骨髓、肾、血管、心脏及四肢软组织、大脑镰等有转移性钙化斑点。

肾钙化也是一个重要的临床表现。虽然 X 线、CT 和肾脏超声均可检测肾结石,但对肾钙化的检测 B 超为最佳选择。值得注意的是,年龄越小的患儿越易出现钙化,可能是因为正在发育的肾脏更易在高血钙时出现异位钙化。

## 120. 维生素 D 中毒有哪些实验室检查

(1)血浆 25-(OH)D 增高。

(2)血钙增高,可大于 3 毫摩/升,血磷及碱性磷酸酶正常或稍低。

(3)尿钙定性阳性,定量>4 毫克/千克体重·日。

(4)血浆胆固醇正常或升高。

（5）少数病例血尿素氮升高，肾功能异常。

## 121. 小儿维生素 D 中毒如何诊断

（1）婴儿最容易发生维生素 D 中毒，已有报道每日摄入 2 000 国际单位维生素 D 为发生最低不良反应剂量，可引起高维生素 D 血症（每日 800 国际单位为最高安全量）。应特别注意用维生素 D 的起始时间、每剂剂量、累积剂量，询问是否食用过强化维生素 D 的食品、数量及时间。凡有上述过量应用维生素 D 病史者应结合临床症状、血 25-(OH)D 及钙增高，尿钙增高，X 线有异常改变，一般可作出临床诊断。

（2）对有可疑既往使用过量维生素 D 史，但血钙正常者，可行肾脏超声检查，以发现肾脏锥体有钙沉着者。

（3）对用药史不详者，可检测血中 25-(OH)D 含量是否增高。

## 122. 小儿维生素 D 中毒与哪些疾病相鉴别

（1）特发性婴儿高钙血症：表现与维生素 D 中毒相似，但无维生素 D 过量史。

（2）原发或继发性甲状旁腺功能亢进：症状也与维生素 D 中毒相同，血钙也升高，并可有肾钙化，但 X 线表现为普遍性骨质稀疏，用肾上腺皮质激素治疗无效。

（3）肾钙化者还要除外以下疾病：结节病、肾小管酸中毒、慢性肾衰竭、肾皮质坏死、肾梗死、肾结核、镁缺乏等。

（4）X 线片改变与以下疾病鉴别：佝偻病恢复期，铅、铋、氟中毒等。要结合病史、体征和血钙等多方面进行考虑。

## 123. 小儿维生素 D 中毒如何预防

(1)母乳喂养儿夏秋季适当日照,冬春季服适量维生素 D。人工喂养儿在哺喂各种婴儿配方奶粉和其他乳类及强化食品时,一定要仔细阅读配方中维生素 D 的含量,每日勿超过 800 国际单位。

(2)正确使用维生素 D 制剂,严防过量:①严格掌握维生素 D 预防或治疗剂量,预防量每日口服不超过 400~800 国际单位,家长要知道维生素 D 过量的危害性。医护人员在使用维生素 D 制剂时剂量要适宜。实践证明,在我国北方春季,投服小剂量维生素 D 每日 450 国际单位,辅以晒太阳及加强营养可以治愈活动性佝偻病。②用一般维生素 D 剂量疗效不满意时,检查 25-(OH)D,血钙、磷及碱性磷酸酶,排除肠、肝、肾疾病及遗传性佝偻病后,再慎重决定是否用突击疗法。③对营养性佝偻病的防治,普遍大剂量使用维生素 D 科学根据不足。中国营养学会推荐婴幼儿维生素 D 摄入量为 400 国际单位/日,各文献记载的中毒剂量不一,说明引起中毒的剂量在个体间差异甚大。然而敏感个体在中毒发生前尚无法预测。④需要做突击治疗前应详细询问患儿所用维生素 D 剂量。中毒病例多数是在长期大量口服鱼肝油的基础上加维生素 D。或维生素 D 大剂量注射后更易出现中毒症状,用维生素 D 大剂量注射剂前一定要严格掌握指征。应尽可能用口服维生素 D,非必要时不用注射法。

## 124. 小儿维生素 D 中毒如何治疗

(1)维生素 D 中毒确诊后应立即停止使用维生素 D 制剂及含有维生素 D 的强化食品,限制钙的摄入。

(2)减少小肠钙吸收,口服泼尼松每日 1～2 毫克/千克体重,1～2 周后血钙即可降至正常。严重者根据血钙及 X 线片情况适当延长用药时间。服硫酸钠也可减少钙的吸收,婴儿于 100 毫升牛奶加硫酸钠 0.3～0.5 克,较大儿童可用 1～2 克。

(3)当肾衰竭和心力衰竭时应注意使用低钙透析液做透析。

## 125. 何谓维生素 D 缺乏性佝偻病

佝偻指形如弯腰,驼背,腿屈,走路蹒跚等状态,凡形如佝偻状的疾病可叫佝偻病。它包括维生素 D 缺乏性佝偻病,低磷抗维生素 D 佝偻病,维生素 D 依赖性佝偻病,肾性佝偻病,抗癫痫药物性骨骼改变,老年骨质疏松病等。婴幼儿维生素 D 严重缺乏时体形如佝偻故叫婴幼儿佝偻病。

维生素 D 缺乏性佝偻病是正在生长的骨骼因缺乏维生素 D,在成骨过程中不能正常沉着钙盐,导致骨软化并可致骨骼畸形而命名。自工业革命至 20 世纪初,为各国婴幼儿的多发病,重症佝偻病因免疫功能低下,易合并肺炎、腹泻等病而增加小儿死亡率。20 世纪 30 年代以来,发达国家自美国开始,因乳类强化维生素 D 及母乳喂养儿添加维生素 D,发病率急剧下降,我国是佝偻病多发地区,尤以北方为甚。自 20 世纪 50 年代起,我国大力推广佝偻病的防治工作,20 世纪 80 年代乳类及其他婴儿食品相继强化维生素 D,发病率逐年降低,重症佝偻病也已大为减少,但随着工业化、城市化的发展,如不加强预防,佝偻病有再增加的趋势。

## 126. 营养与小儿维生素 D 缺乏性佝偻病有何关系

(1)缺乏维生素 D:一般都把维生素 D 作为一种营养素来看

待,它的缺乏就会患佝偻病。维生素 D 摄入不足及缺少日照是主要原因。其次是先天维生素 D 储备不足及生长过速,胃肠道或肝、肾疾病,药物的影响。

(2)钙入量不足:天然食物中,可充主食者以乳类含钙量最丰富,如人工喂养儿不食乳类、喂以米面糊者,钙摄入量常不足。且谷类常含较多植酸,可与钙结合影响吸收。1992 年全国营养调查显示:2~18 岁儿童、青少年普遍钙摄入不足,仅达建议供给量的 37.8%,6 岁以下则只达 33.7%。有的学者认为,在维生素 D 摄入量相对不足时,膳食低钙高植酸盐可导致轻度继发性甲状旁腺功能亢进,致增加维生素 D 的分解代谢,使体内维生素 D 储量及血浆维生素 D 浓度进行性下降,终致佝偻病。

(3)钙磷比例不当:如母乳中钙磷比例为 2∶1,最适于吸收;牛乳中含磷过多,虽含钙量超过人乳,但钙的吸收率则不及人乳。

## 127. 小儿维生素 D 缺乏性佝偻病有哪些临床表现

小儿维生素 D 缺乏性佝偻病多见于数月至 3 周岁小儿,3~18 个月为高发期。孕期缺维生素 D 者发病较早。婴儿最早出现的症状是不安,易惊与多汗。毛发稀疏脱发而枕秃是常见表现,易惊、夜啼等症非特异性,维生素 D 过量、中毒也可有同样表现,不可据此诊断佝偻病。其临床表现如下。

(1)头部:颅骨软化,多见于 3~6 个月。因颅骨外层变薄而见颅骨软化,用手压枕部或顶骨后方有乒乓球感。囟门较大且迟闭,方颅,多见于 8~9 个月的小儿。

(2)胸部:胸廓畸形多见于 1 岁左右的小儿,包括肋串珠,肋膈沟,肋缘外翻,鸡胸,漏斗胸及小提琴胸腹式畸形,脊柱后凸。

(3)四肢:因各骨骺膨大,以手腕、足踝部最明显,成"手镯"及

"脚镯"样改变,多见于 6 个月以上小儿;1 岁以上小儿开始行走后,因骨质软化,下肢骨不能支持体重而变弯,成"O"形腿或"X"形腿。活动佝偻病可有肢体疼痛,并易骨折。脊柱、骨盆及下肢畸形可致身高变矮,开始坐、立、走的时间延迟,并可有异常步态。

(4)骨盆:扁平骨盆,脊柱侧凸或后弯。

(5)其他表现:重症佝偻病儿常伴营养不良及贫血,并可有肝脾大,还可有智力发育迟缓。可能因合并多种营养素缺乏,也可能因维生素 D 而影响造血功能,肝、脾大可能因骨髓外造血。有报道维生素 D 缺乏的贫血用铁剂等治疗无效,而用维生素 D 即可能治愈。先天性喉鸣又名喉软骨软化病,也可能与维生素 D 缺乏有关。重症佝偻病有韧带松弛、肌肉软弱无力因而腹胀。因免疫功能降低,易患各种呼吸道、消化道感染,并使感染加重。

## *128.* 维生素 D 缺乏性佝偻病怎样分期分度

(1)分期

①初期。相当于血生化改变 1、2 期。3～4 个月小儿仍有轻度颅骨软化(初生小婴儿视为正常),轻度肋骨串珠、手镯等。血清 25-(OH)D$_3$ 下降,钙正常或略下降,磷轻度下降,PTH 上升,碱性磷酸酶轻度上升,1,25-(OH)D$_3$ 正常或上升,X 线片尺桡骨远侧干骺端边角突出。

②激期。相当于血生化 3 期。颅骨软化可持续至 1 周岁,串珠、手镯等加重,并可有其他骨骼改变。血清 25-(OH)D$_3$ 更下降,1,25-(OH)D$_3$ 正常或下降,PTH 上升,钙正常或下降,磷更下降,碱性磷酸酶更上升。X 线片尺、桡骨远端出现毛刷状征。

③恢复期。经治疗,血生化改变逐渐恢复正常,X 线片可见新的先期钙化带出现并表现干骺端有厚的骨化带。骨改变则随生长发育逐渐恢复。

④后遗症期。血生化及骨 X 线片皆恢复正常,只遗留不同程度的骨骼畸形。多见于 3 岁以上小儿。

(2)分度

①轻度。可见颅骨软化,囟门增大,轻度方颅、肋串珠、肋软沟等改变。

②中度。典型的串珠、手镯、肋软沟,囟门晚闭,出牙迟缓,轻、中度的鸡胸、漏斗胸,O 形或 X 形腿等。

③重度。严重的肋软沟、鸡胸、漏斗胸、脊柱畸形、O 形或 X 形腿、病理性骨折等。

## 129. 维生素 D 缺乏性佝偻病与哪些疾病相鉴别

(1)肾性佝偻病:各种肾脏疾病所致肾功能障碍使 $1,25$-$(OH)D_3$ 的生成减少而发生佝偻病。血钙低而血磷高为其特点,因骨质疏松而有骨畸变。治疗需用 $1,25$-$(OH)D_3$ 才有效。

(2)抗维生素 D 性佝偻病:低血磷性抗维生素 D 佝偻病多为性联显性遗传,因肾小管回吸收磷障碍为肾小管重吸收磷及肠道吸收磷的原发性缺陷所致,血磷降低,尿磷增加,血钙正常或偏低。常有明显下肢畸形,佝偻病的症状多发生于 1 岁以后,2~3 岁后仍有活动性佝偻病表现,常规维生素 D 剂量无效。对用一般治疗剂量维生素 D 治疗佝偻病无效时应与本病鉴别。

(3)低血钙性抗维生素 D:佝偻病为常染色体隐性遗传,Ⅰ型为肾脏 1-羟化酶缺陷,使 $25$-$(OH)D_3$ 变为 $1,25$-$(DH)_2D_3$ 障碍,血中 $25$-$(OH)D_3$ 浓度正常。Ⅱ型为靶器官 $1,25$-$(OH)D_3$ 受体缺陷,血中 $1,25$-$(OH)D_3$ 浓度增高,两型临床均有严重的佝偻病体征,低钙血症。低磷血症,碱性磷酸酶明显升高及继发性甲状旁腺功能亢进,Ⅰ型患儿可有高氨基酸尿症;Ⅱ型患儿的一个重要特征为脱发。

(4)肝脏疾病所致佝偻病:各种肝脏疾病导致肝功能障碍,25-$(OH)D_3$ 形成严重减少,$1,25-(OH)D_3$ 生成不足时,可发生佝偻病。

(5)药物所致佝偻病:如抗癫痫药苯妥英钠、苯巴比妥等可加速维生素 D 在体内的代谢,即使服常规维生素 D 剂量,仍可能发生佝偻病,需适当增加用量以预防。

## *130. 维生素 D 缺乏性佝偻病如何预防*

佝偻病是容易预防又常被忽略而导致的疾病,应引起小儿家长的足够注视。

(1)适当日照是预防佝偻病最有效、方便、经济的方法:孕妇、乳母及婴幼儿、儿童与青春发育期少年尤应注意每日适当晒太阳。夏季日照要少穿衣,不可过分防护遮挡紫外线,可在屋檐及树荫下得到折射的紫外线,但紫外线不能穿透窗玻璃,必须开窗漏晒。

(2)定时定量口服维生素 D:正常母乳喂养儿应每日喂以维生素 D 400～800 国际单位(我国南方 400～600 国际单位,北方 600～800 国际单位,下同),早产儿南方也要加至每日 600～800 国际单位,双胎儿每日 800 国际单位。维生素 D 在 800～1 000 国际单位内安全。孕妇、乳母也应日服维生素 D 400～800 国际单位,尤以冬季为重要。体弱、患病者可加至日 600～800 国际单位。

对农村及边远地区、每日服维生素 D 有困难者,妇幼保健工作者可与预防注射及定期查体一起进行,每 2 月给 1 岁以下小儿,每季度给 1～2 岁小儿,每半年给 2～3 岁小儿分别口服 1 次维生素 D 5 万～10 万国际单位。对 6 个月以上孕妇、乳母及生长快的青春期少年不能按时服维生素 D 者,也应每 2～3 个月口服一次同等剂量的维生素 D。宣传孕妇及乳母饮奶及加服钙剂。对日照不足的 3 岁以下小儿及青春期少年,至少每年秋、春两季要服季度量的维生素 D 各一次,剂量以不超过 10 万～15 万国际单位为好。口服与肌注效果相同,除慢性腹泻吸收不良等特殊情况外,不需注射。小婴儿户外活动同时可以不停服维生素 AD 丸,即使户外活动也不会中毒,因为此时皮下合成其他非活性的类维生素 D 产物。何况维生素 AD 胶丸含有维生素 A,维生素 A 也是儿童易缺乏的,3 个月内婴儿不规则服维生素 AD 丸常常发病,尤其在冬春季,幼儿在冬春季应服维生素 AD 丸。

(3)维生素 D 强化食品:目前我国各种婴儿食品普遍强化了维生素 D 及各种维生素,包括乳饮料、小食品等。为避免维生素 D 摄入过多或不足,应加强强化食品的监督、管理及检测,并应普遍宣传维生素 D 的日需量,让家长明白掌握,不吃不可靠的强化食品。对市售维生素 D 制剂应定期及不定期检测,以防制剂失效。

## 131. 维生素 D 缺乏性佝偻病如何治疗

(1)佝偻病各期治疗:①初期(轻度)。维生素 D 口服每日 1 000～2 000 国际单位。②激期(中、重度)。维生素 D 口服,中度每日 3 000～4 000 国际单位;重度每日 5 000～6 000 国际单位。合并自发性骨折或严重骨质疏松等极重病例可适当加大维生素 D 用量,以不超过 1 万国际单位/日为好。③恢复期。同初期治疗。

上述剂量小儿连续口服 1 个月,同时加服元素钙每日 200 毫克。对膳食缺钙的小儿要增服钙剂、增食奶量。1 个月后做血生化测定及摄腕骨 X 线片,如已痊愈,改预防量;如已进入恢复期,则按恢复期治疗 1 个月复查。

(2)突击疗法:对各种原因不能坚持每日服药的小儿,可用突击疗法一次口服较大剂量维生素 D;因肠胃、肝胆、胰腺等病影响吸收者,可肌内注射。轻度患者用量 10 万～15 万国际单位,中、重度 20 万～30 万国际单位,只用 1 次。同时加钙剂,每月复查,痊愈改预防量,恢复期同初期治疗,每月复查。肌注维生素 D 前先口服 10%氯化钙 3 日(服法见手足搐搦症的治疗),以防注射后惊厥。有严重骨骼畸形的后遗症患者,则需骨科矫形治疗。

(3)综合防治:婴儿母乳喂养,及时添加副食,早期进行户外活动,预防感染。母乳喂养婴儿满半个月起每日服维生素 D,配方奶喂养婴儿要看维生素 D 的含量。半岁以上健康婴儿夏秋季阳光好,户外活动 1～2 小时以上可免服维生素 D,幼儿冬天应该服用维生素 D;钙营养良好的母乳喂养婴儿及配方奶喂养的婴儿不用补钙,母乳不够或添加辅食后可以考虑给小儿补钙。

注意维生素 D 易发生氧化,打开瓶盖用滴管吸出鱼肝油后未随即盖紧,每月不换,继续服用就无效。所以要正确保管好和使用好鱼肝油,应打开瓶盖滴管吸出鱼肝油后要随即盖紧,并做到每月换 1 次。因为氧化后的维生素 D 治疗效果不好。

## 132. 何谓维生素 D 缺乏性手足搐搦症

维生素 D 缺乏性手足搐搦症多见于婴儿时期,又名婴儿性手足搐搦症。是由于维生素 D 缺乏,以致血清钙低下,神经肌肉兴奋性增强,出现惊厥和手足搐搦等症状。

## 133. 维生素 D 缺乏性手足搐搦症的病因

发病原因与佝偻病相同,临床表现和血液生化改变不同,本病多伴有轻度佝偻病,骨骼变化轻微,血钙低而血磷大都正常,碱性磷酸酶增高。血清钙离子降低是本症的直接原因,若血清钙总量降至 1.75～1.88 毫摩/升,或钙离子降至 1 毫摩/升以下时,即可出现抽搐症状。血钙低下时,甲状旁腺受刺激而显示继发性功能亢进,分泌较多的甲状旁腺素,使尿内磷排泄增加,并使骨骼脱钙而补充血钙的不足。在甲状旁腺代偿功能不全时,血钙即不能维持正常水平。有以下因素促进血钙降低。

(1)春季发病率最高,在北京所见的病例中以3～5月份发病数最高。因为入冬后婴儿很少直接接触日光,维生素D缺乏至此时已达顶点,春季开始接触日光,体内维生素D骤增,血磷上升,钙磷比值达到40,大量钙沉着于骨,血钙暂时下降而促使发病。

(2)发病年龄多在6个月以下。婴儿生长发育最快,需要钙质较多,若饮食中供应不足,加以维生素D缺乏即易发病。发病年龄早的多与母亲妊娠时缺乏维生素D有关,如母亲维生素D充足,一般新生儿体内储存的维生素D足够3个月内的应用。

(3)未成熟儿与人工喂养儿容易发病。

(4)长期腹泻或梗阻性黄疸能使维生素D与钙的吸收减少,以致血钙降低。

(5)本症常在急性感染后发病,可能因细胞内的磷释放到细胞外液,使血清磷浓度突然增高,致血钙降低。

(6)先天性1α羟化酶缺乏,不能产生足够的 1,25-(OH)D 以致低血钙,以及先天性抗 1,25-(OH)D 的低血钙。

## 134. 维生素 D 缺乏性手足搐搦症有哪些临床表现

(1)显性症状:①惊厥。小儿时期最常见的显性症状。特别在6个月以下的小儿其特点是患儿没有发热,也无其他原因,而突然发生惊厥。大多数患者有多次惊厥,屡发屡停,每日发作的次数1～20次不等,每次时间为数秒至半小时左右。不发作的时候,病儿神情几乎正常。惊厥的时候大都知觉全失,手足发生节律性抽动,面部肌肉亦起痉挛,眼球上翻,大小便失禁。幼小婴儿有时只见面肌抽动为本症的最初症状。痉挛多见于左右两侧,偶或偏重于一侧。血钙低的程度与临床表现并不一致。②手足搐搦。手足搐搦为此病特殊的症状,表现为腕部弯曲,手指伸直,大拇指贴近掌心,足趾强直而跖部略弯,呈弓状。③喉痉挛。主要见于2岁前婴幼儿。喉痉挛使呼吸困难,吸气拖长发生哮吼。可由于窒息而致猝死。为严重的手足搐搦症患儿进行肌内注射时偶可诱发喉痉挛。④其他症状。往往有睡眠不安、易惊哭、出汗等神经兴奋现象。其他先发或并发的疾病可致发热。

(2)隐性症状:①击面神经试验。用指尖或小锤骤击耳前第七脑神经穿出处,可使面肌收缩,主要是上唇或眼皮的收缩。2岁前患儿都能得到阳性结果,但正常新生儿在最初数日甚至1个月内,就是不缺钙也常见此征。2岁以后的儿童,则偶见于其他神经系统疾病。②腓反射。用小锤骤击膝部外侧的腓神经(在腓骨头之上),阳性时足部向外侧收缩。③人工手痉挛征。用血压计的袖带包裹上臂,打气,使桡侧的脉搏暂停,若属阳性,在5分钟内即见手足搐搦。

(3)病程:若能早诊早治,大多数病例可在12天内停止惊厥。但重症喉痉挛可因吸气困难而致猝死,少见心脏扩大即"心脏搐搦"致死者,重性惊厥也有一定危险。如果同时并发严重感染或婴幼儿腹泻,可使本症加重或迁延不愈。

## 135. 维生素 D 缺乏性手足搐搦症如何诊断

(1)婴儿时期以惊厥为最重要,有连续数次惊厥而没有传染病的症状或体征的,首先考虑本病。较大的儿童患者以手足搐搦为最常见。

(2)体征如前所述。

(3)尿钙定性检查大多阴性。

(4)必要时可检验血清钙,大都低至 1.88 毫摩/升以下。同时血清碱性磷酸酶增高。血清无机磷或低或正常,甚至高出于 2.26 毫摩/升(多见于早产婴)。目前,血清游离钙已能用新式仪器快速而准确地测定,应在临床上推广应用。

## 136. 维生素 D 缺乏性手足搐搦症应与哪些疾病相鉴别

(1)与惊厥相鉴别:在新生儿时期,鉴别时须特别注意分娩性损伤、先天性脑部发育不全及败血症等。若为较大的婴儿,须特别注意各种急性病(如肺炎、上呼吸道感染等)起病时的脑部症状、脑炎、热度不高的脑膜炎(如结核性脑膜炎,偶遇脑膜炎球菌性脑膜炎亦可暂时缺乏高热)、婴儿痉挛症、低糖血症及铅中毒等。在儿童时期尚须与癫痫及甲状旁腺功能低下相鉴别。

(2)与喉部梗阻鉴别:手足搐搦症的喉痉挛以吸气性哮吼为主要症状,若无惊厥,则可利用佛斯特征等以助诊断。

(3)与其他引起手足搐搦症的疾病相鉴别:①甲状旁腺功能不全所致的手足搐搦症。如在进行甲状腺手术时误切了甲状旁腺,可使甲状旁腺素缺乏而致血钙低下。新生儿刚离母体,可能有暂时性甲状旁腺功能不足现象。新生儿如用牛奶喂养,由于牛奶中磷的含量较高,以致钙不易吸收,血钙降低而发生手足搐搦。此外,还有原发性甲状旁腺功能不全症,如先天性甲状旁腺发育不全,遗传性甲状旁腺激素基因的分子异常等。以上各种病例都有一个共同的血生化特征,即血磷增高,血钙减低,碱性磷酸酶正常。②碱中毒性手足搐搦症。由于长期呕吐或反复洗胃而发生低氯性碱中毒;由于水杨酸中毒等所致的呼吸深长,发生呼吸性碱中毒;或由于输液不当,静脉滴注大量碳酸氢钠等,都可使钙离子下降而发生症状。③低镁性手足搐搦症。偶见于早产儿及小样儿。母亲往往有妊娠高血压综合征、糖尿病、甲状腺功能亢进。亦见于用枸橼酸盐抗凝的血液换血的新生儿溶血症患儿,此时血液内镁和钙均降低而出现手足搐搦症。也可由于腹泻迁延过久,或因酶的缺乏而致肠吸收不良等影响镁的吸收。亦有由于醛固酮增多症或原发性低血镁而发生惊厥者。患者血清镁降至正常以下,出现面肌抽动、手足徐动、血压高、心动过速等,经补钙无效,但注射或口服镁剂后即可控制症状。④慢性肾脏病过程中继发的手足搐搦症。由于肾功能不全,肾小管排磷的功能减低,血磷增高,以致血钙降低。此类疾病多有白蛋白减低或慢性酸中毒,故很少发生手足搐搦症。但如血清钙极度减低,或因输入碱性溶液使血清 pH 值上升时,即可出现惊厥或手足搐搦的症状。⑤低钠血症和高钠血症。治疗脱水时如补液不当,可出现低钠血症,发生嗜睡、呕吐、惊厥等神经症状。在脱水及酸中毒纠正过程中,当血钠上升、血钾下降时,出现高钠血症,可发生手足搐搦的症状。新生儿窒息或呼吸窘迫综合征时,如输入大量碳酸氢钠液,也可发生高钠血症而出现惊厥。⑥维生素 $B_6$ 缺乏症和依赖症。婴幼儿时期如缺乏维生素 $B_6$ 或发生维生素 $B_6$ 依赖症,亦可出现抽搐。

## 137. 维生素 D 缺乏性手足搐搦症如何防治

(1)维生素 D 缺乏性手足搐搦症的治疗

①急救必须要医生指导,因为惊厥能使患儿呼吸停止,喉痉挛更属危险,必须迅速遏止。常用方法即肌内注射苯巴比妥钠,约 8 毫克/千克体重或副醛 1 毫升/岁,一次最大量不超过 5 毫升;或用 10%水合氯醛溶液 4～10 毫升保留灌肠。同时吸氧并进行针刺疗法,常用穴位为人中、合谷、少商、印堂等。治疗喉痉挛则先将舌尖拉出,行人工呼吸,必要时可进行气管插管。

②应迅速补充钙质,要到医院治疗。且不可因等待血钙测定

而延迟钙疗法以致危及生命。需将葡萄糖酸钙稀释后由静脉注入，最好同时进行心脏监测。若痉挛停止即改成口服钙剂。在注射葡萄糖酸钙的同时，需口服氯化钙，初次给较大量，可 2～3 克，必须用牛奶、糖水或果汁溶解成 1%～2% 的溶液后口服，否则太浓刺激胃黏膜可致溃疡。首次服氯化钙后，应继续口服同样溶液每次氯化钙 1 克，每日 4～6 次，1～2 日后减量至每日 1～3 克。剂量的多少可依症状的轻重、年龄的大小而决定。

③惊厥停止后，口服维生素 D 每日 2 000～4 000 国际单位及增加日照。

④4 周后如情况良好，改为每日口服维生素 D 400 国际单位。如母乳量足或日食牛（羊）乳 500 毫升以上且无并发症者，可不再服钙剂。如前述治疗不见功效，可以口服或肌内注射维生素 D10万～20 万国际单位 1 次，要避免因剂量太大而致维生素 D 中毒。对乳母应口服适量钙剂及维生素 D。

（2）维生素 D 缺乏性手足搐搦症预防：维生素 D 缺乏性手足搐搦症预防与预防佝偻病相同。对婴儿患有病毒性肝炎时，肝细胞受损，以致 25-(OH)D 的形成发生障碍，容易并发低钙血症，应及早补充维生素 D。

## 138. 何谓晚发性佝偻病

晚发性佝偻病是因为体内钙量不足而导致的。发生在婴幼儿之后成年人之前的慢性营养缺乏性疾病，临床上常见 3～14 岁儿童不明原因的关节肌肉疼痛，夜间明显，且反复发作。发病季节四季均可，多发生于冬春季节。

（1）膝、踝等关节或下肢肌肉疼痛，占 70%～80%，其中膝关节痛最多占 45%，于剧烈活动、劳累、走远路时出现，可自行缓解。

（2）乏力、腿麻或腓肠肌痉挛，多在夜间发生。

(3)多汗,与季节和温度无关。

(4)睡眠不沉,易醒。

(5)机体免疫功能低下,易患感冒。

(6)少数患儿可有鸡胸,恒牙晚出,O 形腿或 X 形腿等。

## 139. 营养与晚发性佝偻病有何关系

晚发性佝偻病与婴幼儿佝偻病相同,即缺乏维生素 D。但近年来深入研究表明,体内钙量不足是导致晚发性佝偻病的重要原因,如果没有足量的钙摄入,再多的维生素 D 也达不到骨质矿化的效果,晚发性佝偻病与营养有关的就是摄入不足,营养不均衡,导致外源性维生素 D 和钙缺乏。

## 140. 晚发性佝偻病的病因有哪些

(1)生长发育迅速或肥胖儿童,这类儿童对维生素 D 及钙需求量大,造成相对不足。

(2)日光照射不足,缺少户外活动,这样就缺乏内源性维生素 D 的基础。一些幼儿园活动场地小,环境差,个别学生课间不出教室,户外活动少,身体素质差。

(3)低锌。锌是骨骼正常不可缺少的元素之一,锌可通过影响碱性磷酸酶等与佝偻病有关的含锌酶的活性而影响骨代谢。

## 141. 晚发性佝偻病如何防治

随着人们生活的改善,维生素及其强化食品的应用,晚发性佝偻病在发达国家已经得到控制,但在我国北方的发病率仍很高,据报道,晚发性佝偻病发病率为 40%,虽然南方的发病率较低,但也并不少见。因小儿早期没有特异性症状，常常被误诊为"生长痛"，而不予治疗，以至于造成患儿生长缓慢、矮小、双下肢弯曲和活动障碍等后遗症。儿童期生长快，防治此期低骨密度是减少成年后骨质疏松症的重要环节。要预防晚发性佝偻病的发生，可通过预防性干预，加强健康教育的宣传力度，增强家长的保健意识，不偏食、挑食和有针对性地补充营养素，改善环境，加强锻炼，增加户外活动时间。遇有儿童以"腿痛"为主诉者，应警惕本病的发生，以免漏诊、误诊及延误治疗。

## 142. 何谓维生素 A 缺乏症

维生素 A 缺乏症是因体内缺乏营养素维生素 A，而引起的以眼和皮肤病变为主的全身性疾病，多见于 1～4 岁小儿；为第三世界儿童的多发病及致盲最常见的原因。虽已少见，但亚临床及轻症病例仍常见，尤以边远农村地区为多。2000 年首都儿科研究所调查了 14 省(14 市 28 县)城乡 1 个月至 6 岁小儿 8 686 名，维生素 A 亚临床缺乏率为 11.7%。此病现仍为我国重点防治的儿科疾病之一。

## 143. 营养与小儿维生素 A 缺乏症有哪些相互关系

（1）新生儿肝内维生素 A 存量较低，但因乳类含有较大量维生素 A，故生后肝内含量迅速增加。随着小儿生长，进食各类食品后，不至于引起缺乏症。但婴儿时期食品单一，如奶量不足，又不补给辅食，容易引起亚临床型维生素 A 缺乏症。乳儿断奶后，若长期单用米糕、面糊、稀饭、去脂牛奶乳等食品喂养，不加富含蛋白质和脂肪的辅食，则可造成缺乏症。

（2）消化系统疾病，如慢性腹泻、慢性痢疾可使维生素 A 吸收障碍。肝脏为维生素 A 代谢及储存的重要器官，在肝胆系统病，如先天性胆道闭锁、慢性肝炎等易引起缺乏症。

（3）消耗性疾病、迁延性肺炎、结核病或其他慢性消耗性疾病时，维生素 A 往往摄入不足，体内蛋白质不足可影响维生素 A 的吸收及转运。营养不良伴低蛋白血症者常伴有维生素 A 缺乏症。长期服用矿物油，使维生素 A 随油脂排出而很少吸收，也可导致缺乏。

（4）甲状腺功能低下和糖尿病，能使 β-胡萝卜素转变成视黄醇的过程发生障碍，以致维生素 A 缺乏。

（5）锌缺乏可致与维生素 A 结合的前白蛋白及维生素 A 还原酶降低，使维生素 A 不能利用而排出体外，也可发生维生素 A 缺乏症。近年报道营养状况改变，对维生素 A 的利用也有影响。

## 144. 维生素 A 的生理作用有哪些

维生素 A 以两种形式存在，即 β-紫香酮及其衍生物和维生素 A 原，又称类胡萝卜素，皆为脂溶性。前者是以视黄醇（维生素 A1）及 3-脱氢视黄醇（维生素 A2）的形式在体内起作用。维生素 A1 存在于哺乳类动物及海产鱼类的肝、脂肪、乳汁和蛋黄内；维生素 A2 存在于淡水鱼的肝及食这些鱼的鸟体内，后者的生物效价仅为前者的 40%。类胡萝卜素，主要来自植物，其中最重要的是 β 胡萝卜素能生成两个分子的视黄醇，经肠黏膜的淋巴管运至肝脏内贮存。

（1）构成视觉细胞内的感光物质，维持暗光下的视觉功能。而弱感光物质视紫质是需要不断更新再生的，故不断补充维生素 A 才能维持暗光下的视觉功能。

（2）维持全身上皮细胞（皮肤、黏膜）结构的完整性。

（3）近年来认为，维生素 A 参与酸性黏多糖及类固醇的合成，对维持细胞膜的稳定性有一定作用。

（4）促进骨骼与牙齿的正常生长。

（5）增强机体免疫功能及屏障系统抗病能力。

（6）维持生殖系统正常功能。

（7）β胡萝卜素可减轻红细胞卟啉病患儿对光的敏感度，从而使症状减轻。

## 145. 维生素 A 缺乏的临床表现有哪些

（1）眼部表现：小儿时期常先出现夜盲，乃是由于维生素 A 缺乏以致视网膜紫质（视紫质）再生力不足所引起。经过数周至数月后，结膜与角膜失去光泽，稍在空气暴露就干燥异常。尤以角膜两旁的结膜得病最早，干燥起皱褶，角质上皮逐渐堆积，形成状似肥皂沫似的白斑，称为结膜干燥斑（毕脱斑）。这时泪腺细胞功能减退及泪腺管被脱落上皮细胞阻塞使眼泪减少，患儿自觉眼干不适，经常眨眼、畏光。角膜渐由干燥、浑浊而软化，发生溃疡、虹膜脱出、角膜葡萄肿以致完全失明。在眼症状进展过程中常易继发细菌感染以致眼红、分泌物增多。早晨两眼睑经常黏着，使眼症状更加恶化。婴儿发病多很急，结膜干燥斑常是最早出现的症状，可以很快发展成角膜软化以致穿孔。眼部症状虽然在大多数病例出现较早，但较大儿童的眼症状常出现于其他症状之后。

（2）皮肤表现：皮肤干燥、角化增生、脱屑，且突出于表皮，故抚摸时有鸡皮疙瘩或粗沙样感觉。于四肢伸侧及肩部最为显著，皮肤症状多见于年长儿，常可不伴有眼部症状，4 岁以下的婴儿少见此症状。此外，尚有指甲多纹，失去光泽，毛发干脆易脱落等。皮肤过度角化时，皮脂腺、汗腺均见萎缩。经治疗后，以上病理改变逐渐消失。

（3）其他表现：由于维生素 A 缺乏时呼吸道及泌尿道上皮增殖和角化，以及免疫功能下降，易引起呼吸道继发感染和脓尿。舌味蕾因上皮角化味觉功能丧失，影响食欲，有的患儿可有呕吐。婴幼儿时期可见体格发育迟缓。严重缺乏维生素 A 时可见血红细胞生成不良形成贫血，用足量铁治疗不能纠正贫血、消瘦、声音嘶哑等。

## 146. 诊断维生素 A 缺乏的检查有哪些

（1）血清维生素 A 测定是最可靠的指标，正常小儿血清维生素 A 值一般为 300～500 微克/升，患缺乏症时则减少至 200 微克/升，甚至 100 微克/升以下；血浆维生素 A 含量测定正常为 300～500 微克/升，低于 200 微克/升为异常。

（2）尿液检查计数上皮细胞，如每立方毫米上皮细胞超过 3 个以上（除外尿路感染）有助于诊断。

（3）血浆视黄醛结合蛋白（RBP）测定能反映维生素 A 的水平。正常为 40～50 毫克/升，儿童为 23.1 毫克/升。

（4）生理盲点的测定是判断维生素 A 营养状况的一个较灵敏的指标，缺乏时生理盲点扩大，经治疗该盲点缩小，同时可见视力恢复正常。

（5）视网膜电流图阈值发生改变，同时 b 波变小。

（6）暗适应测定选用 Goldman-Weekers 暗适应计、Feldman 暗适应计或 YA-Z 型暗适应计均可。缺乏者暗适应能力减退，瞳孔对光反应迟缓。

（7）结膜印迹细胞学检查，了解结膜杯状细胞密度降低程度。

（8）用小棉拭子沾生理盐水，自结膜面上轻轻刮下少许物质，在显微镜下可见到角质上皮细胞。

## 147. 维生素 A 缺乏与角结膜干燥症如何鉴别

(1)角结膜干燥症俗称干眼症。是多种原因造成的泪液质或量的异常,或动力学的异常。其表现为眼结膜表面干燥,暗淡无光,易成皱褶,甚至粗如皮肤,结膜血管呈蓝色,角膜干燥浑浊,知觉迟钝。

(2)自觉眼球干涩,灼热,视力严重减退,成年人多见。

(3)继发性感染可使角膜改变恶化,角膜穿孔、角膜瘢痕。维生素 A 缺乏造成的干眼症,小儿多见,可结合喂养史,试用维生素 A 的治疗剂量有助于诊断。

## 148. 维生素 A 缺乏如何治疗

(1)一般疗法:①改善饮食。加用牛乳、蛋黄、肝类及富有胡萝卜素的食物。②原发病治疗。如肠道感染,肝、胆病和其他全身性疾病,使体内代谢恢复正常,以便吸收和利用胡萝卜素和维生素 A。

(2)维生素 A 治疗:①服鱼肝油或其他浓缩维生素 A 制剂。一般先给浓缩鱼肝油每日 3 次,每日量约含维生素 A 25 000 国际单位,在眼部症状明显好转后,酌情逐渐减量。经以上治疗后,夜盲大都在数小时之内好转,而眼干燥则需要治疗 2～3 日以上才开始见效。皮肤角质丘疹则收效更慢,须经 1～2 个月的疗程始恢复常态。②如遇到严重或发展很快的眼部症状,或同时患有腹泻或肝脏疾病,可先用维生素 AD 注射液。

(3)眼病局部疗法:应常用硼酸溶液清洗,或用抗生素眼药(如金霉素或红霉素眼膏等)以控制感染。此外,滴 1％阿托品扩瞳,防止虹膜脱出及粘连。护理眼部时要小心,滴药时将拇指置于眼眶上缘,轻轻上提眼睑,切不可压近眼球,以防造成角膜穿孔。若溃疡已深,虽给大量维生素 A 也难免引起视力减退,甚至失明。因此,局部治疗应尽早施行。

## 149. 维生素 A 可引起中毒吗

人体摄入过量维生素 A,可引起一系列全身中毒症状称为维生素 A 中毒。维生素 A 中毒可因医务人员误用大剂量维生素 A 防治慢性疾病;或因家长误以为维生素 A 为营养品,多服有利于小儿发育与健康;或将浓维生素 A 误为较淡的制剂而长时间超剂量摄入;或因多种食品都强化了维生素 A,以致每日摄入总量超过最高安全量。除摄入过量维生素 A 制剂(包括鱼肝油,鲨鱼肝中维生素 A 与 D 的比例为 10∶1)外,有家族性倾向,可能有遗传因素。孕早期每日服维生素 A 7 500 国际单位可致流产及胎儿畸形。

## 150. 维生素 A 中毒与饮食有何关系

据报道,小儿与成年人过量摄入各种动物肝脏致急性或慢性维生素 A 中毒者,包括北极熊肝、狗肝、鸡肝等。还有报告因维生素 A 代谢异常,中等剂量维生素 A 可致中毒,因个人耐受量不同。连续每日摄入动物肝脏数月,维生素 A 摄入过多,可致慢性中毒。

## 151. 维生素 A 中毒如何诊断

(1)详细询问维生素 A 摄入史及每日膳食,了解维生素 A 摄入过多的情况。

(2)骨 X 线检查对诊断有重要价值。管状骨骨干周围骨膜下新骨形成是最主要的征象,常有软组织肿胀;骨质吸收,骨干变细,干骺端骨质稀疏；干骺相嵌，如包埋状。颅骨在婴儿时期常可见颅缝分离、增宽、囟门扩大，颅缝周围骨质硬化，密度明显增高。

（3）化验检查血清维生素 A 浓度明显增高，可达正常数倍乃至 20 倍以上。血清碱性磷酸酶也常有增高。脑脊液压力可增高，化验多正常。

## 152. 维生素 A 中毒如何防治

维生素 A 中毒确诊后，应立即停服维生素 A 的制剂与富含维生素 A 的食物，如强化维生素 A 的食品与动物肝脏等。临床症状短时间内迅速好转，血清维生素 A 维持较高水平可达数月，骨骼病变恢复则需数月至 1 年余，干骺包埋者可能后遗肢体畸形。

小儿与乳母服维生素 A 制剂时，应计算每日饮食中维生素 A 总量，不可超过"参考摄入量"。用大剂量维生素 A 防治疾病时，要在医生指导、观察下进行，不可超过最高安全量，食动物肝要适量，不可每日吃，以防维生素 A 摄入过多。β-胡萝卜素是维生素 A 的安全来源，一般不致维生素 A 中毒，但摄入过多可产生 β-胡萝卜素血症，血中浓度增高，皮肤、掌心黄染，但眼巩膜及尿无黄染，无其他症状。